DE

LA SCARLATINE

CHEZ

LES BLESSÉS ET LES OPÉRÉS

PAR

Louis BATUT

Docteur en médecine de la Faculté de Paris,
Médecin stagiaire au Val-de-Grâce.

PARIS

A. PARENT, IMPRIMEUR DE LA FACULTÉ DE MÉDECINE

A. DAVY, successeur

31, rue Monsieur-le-Prince, 31

1882

DE
LA SCARLATINE

CHEZ

LES BLESSÉS ET LES OPÉRÉS

PAR

Louis BATUT

Docteur en médecine de la Faculté de Paris,
Médecin stagiaire au Val-de-Grâce.

PARIS
A. PARENT, IMPRIMEUR DE LA FACULTÉ DE MÉDECINE
A. DAVY, successeur
31, rue Monsieur-le-Prince, 31

1882

DE LA SCARLATINE

CHEZ LES BLESSÉS ET LES OPÉRÉS

INTRODUCTION.

La scarlatine qui survient dans la pratique chirurgicale, à la suite de plaies ou blessures récentes, signalée pour la première fois par Paget en Angleterre (1864), et étudiée en France par M. le Professeur Trélat, en 1878, a inspiré, depuis cette époque, de nombreux travaux à l'étranger. Des observations multiples ont été publiées en Angleterre et en Allemagne, surtout durant ces trois dernières années ; mais, depuis la thèse de Dunoyer, en 1879, il n'a pas paru dans notre pays, de travail d'ensemble sur la question.

Nous avons pensé qu'il ne serait pas sans intérêt de chercher à combler cette lacune. Mais, tout en faisant un exposé, aussi complet que possible, des documents publiés jusqu'à ce jour, nous avons abordé le côté dogmatique de la question, et essayé d'établir la nécessité, dans tous les cas, d'une contagion immédiate, antérieure au traumatisme, et sans rapport aucun avec ce dernier. Pour M. le Professeur Trélat, la prédisposition opératoire, défendue par les Anglais et les Allemands, et acceptée par Dunoyer, n'existe pas du tout. La scarlatine post-opératoire n'est pas acceptable, elle n'est qu'une scarlatine ordinaire, dont elle conserve tous les caractères.

Nous avons essayé de défendre ces idées, et d'établir pour le traumatisme, ce que Legendre a si bien démontré pour la scarlatine des femmes en couches, improprement appelée scarlatinoïde puerpérale.

Nous avons mis à profit, dans ce travail, les détails intéressants que M. le Professeur Trélat a bien voulu nous confier, sur les trois cas qui ont fait l'objet de sa communication, au Congrès des Sciences médicales de Londres, en 1881, et sur lesquels les comptes rendus sont muets.

Il nous a été, d'autre part, possible de réunir une statistique de 111 observations, ce qui est le chiffre le plus considérable qui ait été atteint jusqu'à aujourd'hui. Nous avons dressé en tableau 48 de ces observations, le même travail ayant été fait antérieurement par Stilling pour les 63 autres ; nous reproduisons d'ailleurs le tableau de l'auteur anglais ; nous avons pu, à l'aide de cette statistique, tirer quelques conclusions, consignées dans le cours de notre thèse.

Il nous a paru permis de publier, à la suite d'observations étrangères inédites dans notre langue, la relation d'un cas qui s'est présenté sous nos yeux, il y a un mois à peine, et qui est remarquable par l'âge du malade, la gravité de la scarlatine, et le peu d'importance du traumatisme.

Nous adopterons dans ce travail, l'ordre suivant :

I. Historique.
II. Nature de la maladie.
    a. Authenticité des cas publiés.
    b. Etiologie, opinion des auteurs, discusssion.
    c. Symptomatologie.
    d. Age des malades, sexe ; influence sur la marche des plaies, mortalité.
III. Observations.
IV. Conclusions.

HISTORIQUE.

La plus ancienne mention d'éruptions se présentant durant l'état traumatique que j'aie pu trouver est due à Civiale, qui constate qu' « il est assez commun de noter, principalement chez le calculeux, soit pendant les douleurs aiguës accusées par la pierre, soit après quelque opération chirurgicale, des papules, des pétéchies, et des plaques cuivrées (1) ». En un autre endroit du même ouvrage il constate de nouveau que des éruptions sont associées aux calculs et cite le cas d'une éruption formée de papules et de plaques grandes, rouges et douloureuses qui apparut deux jours après une lithotritie.

Dans la même année, M. Germain Sée (2) signale une éruption entièrement semblable à celle de la scarlatine, et survenant après une opération.

En 1863, Maunder (3), à la Société pathologique de Londres, rapporte le cas d'une lithotomie médiane chez un enfant de 6 ans qui offrit, le jour après l'opération, une soif vive, de la chaleur à la peau, problablement du mal à la gorge, et un rash comme celui d'une fièvre scarlatine.

Une discussion s'engagea à ce sujet au sein de la société et divers cas d'éruptions après les opérations furent cités.

C'est ainsi que le Dr Graily Herwoitt raconte qu'il a observé une éruption d'urticaire après l'ablation d'une excroissance de l'urèthre d'une femme, et il constate que ce fait est mentionnée par Scanzoni comme se montrant

(1) Traité pratique sur les maladies des organes génito-urinaires, t. III, p. 596, 1858.
(2) Société médicale des hôpitaux, 1858.
(3) British medical Journal, 1863, t. II, p. 679.

fréquemment après les opérations sur les organes génitaux féminins.

Le Dᴿ Broadbent dit qu'il a observé 3 cas de vive éruption, après des opérations de taille, laquelle n'était pas l'éruption de la scarlatine; il y eut une légère desquamation, mais pas de symptômes fébriles généraux et pas de suites.

Le Dᴿ Crisp rapporte que, plusieurs années auparavant, il a opéré un enfant d'un phimosis; peu de temps après, son corps a été couvert d'un rash pseudo-érysipélateux, et le malade est mort.

M. Spencer Wells remarque que ces éruptions ne sont pas rares après les blessures, les coups ou les opérations chirurgicales. Il a vu un rash blanc rouge, semblable à celui de la fièvre scarlatine. couvrir tout le corps d'une femme, en moins d'un quart d'heure après une application de perchlorure de fer sur une excroissance en chou-fleur de l'utérus, et même après l'application d'un caustique sur l'utérus. Il connaît une malade à laquelle il n'a jamais pu appliquer le spéculum, sans voir se produire de l'urticaire.

M. Callender a noté des éruptions après des opérations, et il cite en exemple un cas dans lequel une éruption scarlatineuse apparut, 24 heures après une taille.

M. Martin a vu un cas semblable.

M. Henri Lee a observé 3 cas d'éruption après des opérations; dans l'un, 24 heures après la réduction d'un phimosis, une rougeur livide se montra et l'enfant mourut (Brit. Med. Journ. 1863, vol. II, p. 633 et 1863, vol. II, p. 390).

Dans la même année, M. Harrisson, à une réunion de la section de Conférences de l'Association Médicale anglaise, relate un cas dans lequel, le 3ᵉ jour après une réduction de luxation du pouce, résultat d'un accident, l'efflorescence

scarlatineuse apparut, sur la poitrine et à la face interne
des bras, mais nulle autre part ; les piliers du voile du palais n'étaient pas rouges, pas le moindre mal de gorge.
L'homme mourut le jour même de l'apparition du rash.
Dans ce cas, il était absolument nécessaire de décider si
l'homme était mort de scarlatine ou des suites de l'accident, à cause d'une police d'assurance qui lui appartenait.
Pour diverses raisons, on jugea que l'éruption n'était pas
celle d'une fièvre scarlatine, mais plutôt celle de la pyohémie (Brit. Med. Journ. 1864, vol. II, p. 428).

Un autre cas d'éruption scarlatineuse, de nature douteuse, se présentant après une blessure de tête, est relaté
à peu près à la même époque, par M. George May junior
(Brit. Med. Journ., 1864, vol. II. p. 428). Elle se montre
le 6ᵉ jour après l'accident, associée à la fièvre, et suivie
d'une desquamation complète, mais sans mal à la gorge.
On croit que l'enfant avait eu la scarlatine auparavant. Il
n'y en avait pas alors de cas dans le village, et personne,
dans la même maison, n'offrit de pareils symptômes, soit
avant soit après.

Dans une lettre au British Medical Journal (1864, vol. II,
p. 428) de la même année, le Dʳ Wilks raconte qu'il a été
souvent appelé à Guy's Hospital pour donner son avis sur
des rash survenant après des opérations, et ressemblant
généralement à celui de la fièvre scarlatine ; il distingue les
rash qui se présentent de bonne heure, et les éruptions
érythémateuses et roséoliformes qui apparaissent dans les
cas de pyohémie et d'empoisonnement du sang.

Plus tard TREMBLAY, élève de M. Verneuil, cite dans la
Gazette Hebdomadaire (1) certains faits d'éruptions trau-
matiques qui, toutefois, ne paraissent pas avoir eu aucune

(1) 1878, n° 35, Eruptions cutanées, etc. Voir Verneuil, id.,1868.

ressemblance avec la fièvre scarlatine, mais semblent plutôt avoir été de la nature de l'urticaire.

La même année HOLMES (1), sur une petite fille de 2 ans et demi, échoue dans une première tentative de restauration plastique par suite d'une scarlatine intercurrente ; une deuxième n'est pas plus heureuse, à cause de la toux ; les surfaces réunies se relachèrent sur une grande étendue.

Notons avant d'aller plus loin une observation d'AUBRY de Rennes, empruntée à la Thèse de Mathé (1864) par M. Duplay (2). Il s'agit d'une journalière âgée de 26 ans, et qui 10 ans auparavant, avait eu une fièvre typhoïde suivie de gangrène à la joue gauche et d'immobilité de la mâchoire inférieure. La malade opérée par la méthode de Rizzoli, le 29 janvier, présente le 25 février les symptômes d'une fièvre scarlatine qui l'emporte le 7 mars.

En 1875, dans ses Leçons Cliniques, sir JAMES PAGET rapporte 11 cas d'éruptions scarlatineuses tirées de sa propre pratique ; il conclut à de vraies scarlatines. Dans la deuxième édition de ses Leçons Cliniques, en 1877, HOWARD MARSH (3), dans un appendice, relate 8 autres cas de semblable caractère, tirés des registres de l'Hôpital d'Enfants de Great Ormond Street ; il cite également 7 cas de la pratique de M. THOMAS SMITH, lesquels se sont produits sur 43 lithotomies. Ces deux chirurgiens sont également d'avis que ces cas sont de même nature que ceux de sir James Paget.

HENOCH (Annales de la Charité, Berlin 1876) mentionne le fait d'un enfant qui souffrait d'un grand abcès du tho-

(1) Holmes. Thérapeutique des maladies chirurgicales. Traduction Larcher, 1870.

(2) Duplay. Du resserrement permanent des mâchoires et de son traitement par les procédés d'Esmarch et de Rizzoli. Arch. gén. de méd., 6e série, 1864, t. IV, p. 464.

(3) J. Paget. Clinical Lectures, 1877, 2e éd. (note XVII par M. Marsh).

rax, suite de coups. On l'ouvrit sous la « spray carbolic »,
on le traita par la méthode antiseptique, avec un tube à
drainage. Le 3ᵉ jour, apparition d'un rash scarlatineux avec
les autres symptômes d'une scarlatine authentique.

Dans une Leçon Clinique rapportée par le Congrès Médical en 1878, M. Trélat, le premier en France, rapporte
deux cas qu'il a pu observer lui-même et un troisième tiré
de la pratique d'un de ses élèves.

Un enfant, après une lente convalescence de rougeole, a
un abcès à la cuisse, en partie sous-aponévrotique, en
partie sous-cutané. Après ouverture, au bout de trois
semaines, comme le trajet fistuleux était décollé sur son
pourtour, M. Trélat, pour mettre le foyer à nu, excise un
lambeau de peau avec des ciseaux, le lendemain attaque
aiguë de fièvre scarlatine, qui retarde la cicatrisation.

Dans le second cas, un jeune homme était porteur d'un
abcès froid sus-pubien et d'un petit abcès de l'épididyme ;
M. Trélat vide avec l'aspirateur Dieulafoy le premier, et
ouvre le second par incision ; le lendemain matin la scarlatine se déclare, et son action ultérieure sur la plaie est
fâcheuse.

M. le professeur Trélat cite également le cas d'un de ses
élèves, Cartaz, qui, en 1870, fit sur un jeune mobile,
quatre jours après la bataille, une résection du genou
nécessitée par une plaie pénétrante par arme à feu. Le
troisième jour après l'opération, un rash scarlatineux
apparut avec fièvre élevée. On ne connaissait pas en ce
moment de cas de scarlatine dans le camp, mais, 10 jours
après, deux nouveaux cas se présentèrent.

En examinant minutieusement ces faits, M. Trélat arrive à cette conclusion que c'étaient de vraies scarlatines,
et son opinion est confirmée par la haute autorité de

M. Hardy, qui a vérifié les deux premiers diagnostics, conclusion, du reste, qui paraît évidente à Stirling.

Les trois cas suivants sont tirés d'un article du Dr Braxton Hicks sur la Fièvre puerpérale, dans les « Transactions of the Obstetrical Society, vol. XII ».

Peu de jours après une lithotomie, faite par M. Jonathan Hutchinson, le malade fut couvert d'un rash de fièvre scarlatine, et une enquête fît découvrir que le lit avait été occupé, antérieurement, par un malade atteint de scarlatine.

Un gentilhomme se fait enlever par M. Hilton un kyste du cou. Le troisième jour après, il a la fièvre, sa langue est chargée, sa blessure prend un mauvais aspect. Le quatrième jour, rash semblable à celui de la scarlatine et léger mal à la gorge. Les symptômes subsistent après le cinquième jour et durent jusqu'au neuvième. Le dix-septième jour après l'apparition de l'éruption, sa femme était prise de fièvre scarlatine.

Bryant (Cliniques chirurgicales, p. VII) mentionne le cas d'une dame opérée d'ovariotomie. Le quatrième jour, un rash scarlatineux couvre tout le corps, sans modifier le cours de la blessure ; il y eut une desquamation consécutive.

Lea rapporte le fait suivant (Brit. Med. Journ. 15 février 1879) : un abcès est ouvert, pour une nécrose aiguë du tibia, chez un homme d'âge indéterminé. La température, d'abord à 38°,4, monte à 40° et la plaie devient phlegmoneuse. Pas de mal à la gorge, mais desquamation et albuminurie. On montre que l'un des enfants du malade avait eu auparavant la scarlatine, et que, subséquemment, tous les autres en furent atteints. Cet homme fut le seul adulte ayant contracté la scarlatine, dans l'épidémie qui atteignit nombre d'enfants.

G. Moore (Brit. Med. Journ. 7 déc. 1879) rapporte trois autres cas d'éruptions suivant immédiatement une blessure et qu'il affirme avoir été des scarlatines ; mais il donne des détails insuffisants.

Savart a publié (France Médicale 1878, p. 401) un fait observé dans le service de M. Alphonse Guérin. Un homme atteint d'écorchure au pied, a consécutivement une lymphangite et un érythème scarlatiniforme qui donne matière à contestation sur sa vraie nature.

Nous arrivons enfin à l'article mémorable de Stirling, paru dans le Saint-Georges Hospital Reports de 1879. Dans un tableau, unique en son genre, Stirling rapporte, outre les cas déjà passés en revue dans cet historique, 39 cas nouveaux empruntés en partie aux Archives de Saint-Georges, en partie aux Archives de Children's Hospital. Les observations 1 à 31 inclusivement appartiennent à ce dernier hôpital, les observations 32 à 39 inclusivement au second ; l'observation 39, qui sert d'introduction en quelque sorte à l'article, est rapportée dans tous ses détails. Nous y reviendrons plus tard, je n'ai pour but dans cette revue historique que de signaler les faits publiés.

A côté de ce tableau, Stirling rapporte avec quelques détails 17 observations, dont 4 personnelles, d'éruptions de nature diverse, le plus souvent, dit-il, de rash scarlatiniformes non infectieux, dont il tend à établir l'existence en dehors des rash scarlatiniformes septicémiques, et des rash scarlatins vrais.

Nous relevons parmi ces 17 observations :

L'observation IV. Rash scarlatiniforme après une blessure à la tête. (G. May, Brit. Med. Journ. vol. 11, p. 428 1864). Elle a déjà été signalée dans l'historique.

Du même auteur, encore les deux cas suivants :

Obs. V. Rash scarlatineux après une blessure au pouce (G. May).

Obs. VI. Rash scarlatineux après une division du tibia (G. May).

Les deux extraits du Brit. Med. Journ. 1848, vol. 11, p. 919.

Les n°s VII, VIII et IX sont les trois cas de Moore déjà cités : une contusion de coude, une brûlure de jambe et une brûlure de cuisses.

L'obs. X a pour titre : Rash scarlatineux accompagnant la formation d'un abcès profond dû à un traumatisme, mais sans plaie extérieure (Hicks, Brit. Med. Journ. 1879, vol. I, p. 11).

Obs. XI. Rash scarlatineux accompagnant la formation d'un abcès, résultat d'un traumatisme sans plaie extérieure (Dr Cheadle, Brit. Med. Journ. 1879, vol. I, p. 75).

Obs. XII. Rash rouge accompagnant la suppuration de ganglions (Lea, Brit. Med. Journ., 1879, vol. I, p. 227).

Obs. XIII. Rash scarlatin après une brûlure, suite de l'explosion de poudre à canon (Flolliott, Brit. Med. Journ. 1879, vol. II, p. 505).

Obs. XIX. Rash rose après brûlure. XV. Id. Desquamation. XVI. Rash rose après section de tendons.

Obs. XVII. Rash scarlatineux après brûlure.

Les observations XIV, XV, XVI et XVII appartiennent, soit à Stirling, soit à ses collègues de Saint-Georges Hospital.

Stirling rapporte encore sept cas d'éruptions semblables qui se sont produites, durant les derniers mois de l'année 1879, dans les services de MM. Hunt et Sheild, à Saint-Georges Hospital, ou dans leur clientèle. Il s'agit de 7 circoncisions, dont 4 au moins ont été suivies de scarlatines authentiques, et les 3 autres d'éruptions scarlatiniformes.

Ces cas se présentaient, après l'opération du phimosis, du troisième au cinquième jour. Quatre fois on diagnostiqua correctement les symptômes d'une fièvre scarlatine, et les malades furent éloignés dans un hôpital de fiévreux, où leur maladie subit un cours normal, et, dans quelques cas, eut les conséquences habituelles. Pour les trois autres, le le rash et une fièvre légère qui l'accompagnait complètement, persistèrent de 2 à 3 jours, sans causer d'infection ultérieure, et dans deux cas au moins, les deux derniers, la desquamation suivit. Dans tous ces cas, l'on remarquera que les blessures eurent une marche uniformément défectueuse.

Quelques temps avant l'article de Stirling, un élève de M. le professeur Verneuil, Dunoyer, soutenait une Thèse (1878, nº 444) intitulée : « De l'influence des maladies intercurrentes sur les traumatismes. » Il rapporte, comme observations nouvelles, en ce qui touche la scarlatine chirurgicale, six cas inédits dus à M. Lannelongue, dont un seul est reproduit avec quelques détails. C'est l'observation XI de sa thèse, dont voici le résumé :

En 1877 un jeune garçon de 10 ans, atteint de tumeur blanche du coude gauche, entre à l'hôpital Sainte-Eugénie ; une scarlatine intercurrente vient exercer une influence fâcheuse, après une ouverture d'abcès, et amène promptement la formation de nombreux abcès ultérieurs. Le malade, après huit mois de séjour, sort en voie de guérison définitive, après une aggravation momentanée, avec formation d'abcès, le 15 juin 1878.

Dunoyer, dans sa récapitulation des faits parus jusqu'à ce jour, arrivait à un total de 46 cas parmi lesquels il comptait les faits de G. Sée, Maunder, Broodbent, Crisp, Callender, Lee, Martin, Howse, Paget, Howard Marsh,

Thomas Smith, Trélat, Cartaz et Lannelongue. On voit par là que la statistique n'était pas encore brillante.

En même temps qu'apparaissait l'article de Stirling, deux articles sur le même sujet étaient imprimés dans le Guy's Hospital Reports, 1879. Le second, dont les épreuves avaient été communiquées à Stirling à la dernière heure, dû à M. Howsr, contenait quatre observations inédites sous ce titre : Compte-Rendu d'une épidémie de scarlatine chirurgicale, survenue dans la salle Astley Cooper en 1878, avec remarques, p. 441. Quatre opérations eurent lieu successivement : une ostéotomie pour courbure rachitique, une ablation de lipome, une résection du coude et la réduction d'un hématome de la séreuse prérotulienne. La scarlatine apparut dans les deux ou trois jours qui suivirent l'opération. La suppuration fut abondante et la cicatrisation retardée, sauf dans le dernier cas ; pas d'autre incident. On cessa toute opération et l'épidémie disparut d'elle-même.

Le premier travail du même volume, plus considérable par le nombre des observations qu'il contient, est intitulé : « Contribution à l'étiologie de la scarlatine dans les salles de chirurgie, par M. E. Paley, avec des remarques par JAMES F. GOODHART (p. 287). » Les observations ont été recueillies par W. E. PALEY dans les divers services de Evelina Hospital ; pour chaque cas, on a recherché et indiqué la source de l'infection. Un tableau analogue à celui de Stirling résume d'ailleurs toutes les particularités de ces 25 observations, qui sont des scarlatines authentiques. Dix-sept malades subirent une opération ; un portait de vieux trajets fistuleux, les sept autres n'avaient pas de solution de continuité à la peau. Sur les dix-sept opérés, treize avaient été pansés à la lister. Deux de ces cas appartiennent au service de M. Willet (1869), seize à

à M. Howse (de 1872 à 1878), sept à M. Morrant Baker
(1874 à 1878) ; ils se sont répartis dans quatre salles, à
savoir : onze cas dans la salle Charlotte, cinq cas dans la
salle Evelina, six cas dans la salle Lionel et un cas dans la
salle Meyer-Amschell. Les deux chirurgiens, MM. Howse
et Morrant-Baker faisaient généralement, à tour de rôle, le
service durant un semestre, dans les mêmes salles. En se
rapportant au tableau que nous reproduisons plus loin, on
verra qu'il s'est présenté dans l'hôpital deux cas en 1869,
un seul en 1872, trois en 1873, un en 1874, deux en 1875,
un en 1876, neuf en 1877 et six en 1878.

Les Allemands, l'année suivante, s'occupent à leur tour
de la question. RIEDINGER, privat-docent à Wurtzbourg,
publie sous ce titre : « De l'apparition de la scarlatine chez
les opérés et les blessés. » Dans le Centralblat fur Chir.
1880, n° 9, p. 134, neuf observations fort intéressantes de
scarlatines authentiques survenant après une extirpation
de lipome, une plaie au front, un écrasement de phalange, une opération d'hydrocèle par incision, une plaie du
genou, une résection du coude pour arthrite fongueuse et
enfin trois ouvertures de phlemon du bras, suite de piqûre
anatomique, chez trois confrères. Il est à remarquer que
de ces neuf cas, un seul s'est produit chez un enfant (obs. 5)
les autres avaient atteint trois adolescents de 14, 15 et
16 ans (obs. 8, 9 et 1) et cinq adultes (obs. 2, 3, 4, 6, 7). Ici
encore nous renvoyons à un tableau plus explicite et
reproduit plus loin.

La même année et dans le même journal (1880, n° 18),
un chef de clinique chirurgicale de Leyde, TREUB, revient
sur le même sujet et il cite les faits qui se sont passés sous
ses yeux dans le service du professeur V. Herson, durant
l'hiver de 1879. « L'Epidémie de scarlatine dans un service
de chirurgie » comprend cinq cas survenus dans la salle

de femmes de la clinique chirurgicale. Dans deux observations seulement on avait pratiqué une opération ; la première (obs. 2) était une amputation de Pirogoff pour ostéite du tarse, elle se termina par la guérison ; la deuxième un débridement de cicatrice ano-périnéale, suite de brûlure généralisée de la région ano-scrotale ; cette dernière eut une issue fatale (obs. 5). Il en fut de même pour l'obs. 3, un genu valgum traité par la méthode de redressement de Delore, et pour l'obs. 1 (synovite fongueuse du genou traitée par l'extension). L'obs. 4, pseudarthrose du tibia et du péroné, se termina heureusement. Outre ces cas, il se produisit encore un cas de pharyngite avec fièvre, exanthème de nature douteuse, et plusieurs cas de pharyngite sans exanthème.

Dans les quatre autres services on observa pendant la durée de l'épidémie un cas seulement de scarlatine, et cela dans un service chirurgical d'hommes, chez un adulte, étranger à la localité et qui n'offrait pas de plaie. Remarquons en passant la gravité extrême de l'épidémie (3 décès sur 5 cas) et l'âge des malades (2 ans, 4 ans, 15 ans et 16 ans). Rappelons, sans insister momentanément, que Treub tire de ses faits des conclusions diamétralement opposées à celles de Riedinger. Pour lui les plaies ou les blessures, créent pour les malades qui en sont porteurs une immunité relative, plutôt qu'une prédisposition à la scarlatine.

Depuis l'article de Treub, une leçon faite à la Société médicale de Glasgow pour la séance d'ouverture par le président HECTOR CAMERON et ayant pour sujet : « Sur quelques complications médicales dans la pratique de la Chirurgie » a paru dans le Glasgow médical Journal 1881, p. 89. L'auteur, professeur de chirurgie à l'infirmerie Royale de Glasgow, traite dans une partie de son discours de la scarlatine chirurgicale et apporte trois observations nouvelles ; la première (nov. 1879), a pour objet un jeune homme atteint d'hygroma suppuré du genou produit par une chute sur le genou ; la seconde est celle d'un enfant de 3 ou 4 ans, sur lequel il pratiqua une résection du coude le 4 décembre 1879 ; la troisième enfin, est celle d'un jeune homme de 17 ans, qui avait eu la main écrasée dans un moulin et auquel, le 29 décembre 1879, il avait enlevé avec les ciseaux des parties molles contusés ; opération légère, suivie, trente heures après, de scarlatine ataxique.

La question de la scarlatine chirurgicale n'a cessé de préoccuper les esprits et elle a fait l'objet d'une discussion dans l'une des séances de l'international médical Congress de Londres, en août 1881. (Voir les comptes rendus, vol. IV, p. 177.)

HOWARD MARSH, sans apporter de faits nouveaux, a fait une communication intitulée : « Sur la nature de la soi-disant fièvre scarlatine qui suit les opérations. » Il s'efforce d'établir la théorie de la contagion, se basant sur les bons effets des salles d'isolement qui n'existaient pas à l'époque de ses premières publications.

RIEDINGER à son tour, après avoir rappele les 9 obser-vations publiées par lui l'année précédente, dit qu'il « peut ajouter aujourd'hui 5 autres cas à cette statistique. Il ajoute que dans tous ces cas, le diagnostic a été confirmé par tous ses collègues et de tous côtés, maintenant, il a connaissance de communications analogues. Dans beaucoup de cas, la scarlatine se greffa presque directement sur la plaie ; dans d'autres, la scarlatine n'apparut que plus tard, le terme le plus éloigné est de quatorze jours après la plaie opératoire. Intéressant est ce fait que cette complication, a l'exception de 3 cas, a atteint des individus adultes, et que, parmi ces cas il se trouvait quatre médecins qui, certainement, avaient eu auparavant des contacts multipliés avec des scarlatineux. Dans la famille de l'un d'eux, pendant une épidémie de scarlatine, tous ses frères et sœurs eurent cette maladie, sauf lui, et elle revêtit toujours un caractère grave. Trois de ses collègues avaient des phlegmons septiques par piqûre anatomique; chez l'un d'eux, l'accident était survenu pendant l'autopsie d'un typhique. »

Il termine en traitant la question connexe, la scarlatine chez les femmes en couche, d'après le dernier travail de Olshaussen.

La discussion s'ouvre alors sur les deux communications de MM. Howard Marsh et Riedinger.

Holmes défend les idées de Paget.

M. Trélat rapporte les détails de 3 cas de scarlatine chez des enfants, survenus après de petites opérations. Il n'a pas remarqué de particularités dans ces maladies, et il croit qu'il n'y a là rien autre chose qu'une affection intercurrente due à une contagion directe.

Nous regrettons que les secrétaires anglais n'aient pas disposé d'une place suffisante pour reproduire les 3 observations nouvelles de M. le professeur Trélat, elles eussent constitué une belle suite aux 3 observations fameuses de 1878.

M. Goodhart répond à M. Trélat sans s'écarter des conclusions de son article de 1879 dans *Guy's Hopital Reports*.

Pour compléter notre historique, citons les articles généraux du Dr Gee dans le « system of medecine », de Reynols ; à l'article « scarlatine », cet auteur consacre une page au sujet qui nous occupe.

Le Dr L. Thomas, plus récemment, dans la pathologie de Ziemssen traite également de la question.

En France, nous signalerons l'article « scarlatine » du Dictionnaire de Dechambre 1879, par Sanné. Ce dernier croit à une infection antérieure au traumatisme. Les faits connus au moment où il écrivait, étaient d'ailleurs, comme il le dit lui-même, peu nombreux.

PICOT, tout récemment (juillet 1882), a fait paraître l'article « scarlatine » du Dictionnaire de Jaccoud. Ses indications bibliographiques sont assez exactes et complètes, mais c'est à peine s'il consacre quelques lignes à notre sujet. Il se base, tout en faisant des réserves sur les rapports intimes du traumatisme et de l'affection que nous considérons, sur la récente communication de Howard Marsh au Congrès médical de Londres pour écrire « que ce sont évidemment des faits de contagion ».

DE LA NATURE DE LA SCARLATINE OPÉRATOIRE

I. — Avant d'entrer dans l'étude même de la maladie, de son étiologie, de sa symptomatologie, demandons-nous si les faits cités dans notre historique sont des cas authentiques de scarlatine.

Il n'y a là-dessus qu'une opinion unanime : et, sans passer une à une en revue toutes les observations et les critiquer, sans exiger comme preuve d'authenticité, soit l'indication précise d'une source d'infection, soit la transmission parfaitement constatée de la maladie aux personnes en contact avec le malade, nous remarquerons cependant, que, pour un grand nombre d'entre elles ces conditions se trouvent remplies. Au surplus, avec Howard Marsh nous dirons : « Le fait que la question a été examinée par ce que je puis appeler un jury d'experts, composé de sir James Paget, de tout l'Etat major de Children's Hospital, de M. Stirling (de Saint-Georges Hospital), du Dr Goodhart et de M. Paley de Evelina Hospital, de M. le professeur Trélat et autres, et que tous ont exprimé leur opinion, que cette maladie était une fièvre scarlatine, entraîne, je crois, la conviction sur ce point. »

La plupart des chirurgiens cités plus haut, notamment Riedinger, Cameron, M. Trélat, ont eu d'ailleurs, le soin de faire vérifier leurs diagnostics, par les sommités médicales de leur pays, et, pour ne citer que les cas de M. Trélat, il suffit pour mettre hors de doute leur authenticité, de rappeler les noms des médecins appelés en consultation et ayant émis un avis unanime, ce sont : MM. Hardy, Fauvel, Guéneau de Mussy, Lacombe.

II. *Etiologie. Opinion des auteurs. Discussion.* — Nous sommes donc bien en présence d'un nombre respectable de vraies scarlatines, qui ont fait leur apparition après des interventions chirurgicales de diverse nature. Mais n'y a-t-il dans ce fait qu'une simple coïncidence ? Et cette maladie n'est-elle pas venue simplement *post hoc* et non pas *propter hoc* ? Les avis sont partagés.

Les premiers observateurs, frappés de la singularité de cette apparition d'une fièvre éruptive qui venait compliquer un cas chirurgical, virent dans cette succession d'un traumatisme opératoire et d'une fièvre éruptive une relation de cause à effet.

Paget, le premier, dans une leçon clinique faite en 1864, soulève la question et la résout dans le sens d'une contagion aidée d'une certaine prédisposition qu'il explique par les deux hypothèses suivantes :

La première est la plus claire, à savoir que la contagion a lieu à travers la blessure, au moment où celle-ci est infligée, probablement par l'intermédiaire du chirurgien ou des assistants, ou, secondement « ceux qui sont atteints de fièvre scarlatine, quelques jours après une opération, avaient primitivement absorbé le poison, mais il n'eût pas manifesté ses effets aussi vite, ou même pas du tout, sans l'ébranlement et le trouble porté à leur santé. La seconde explication, dit Paget, nous semble la plus probable, car elle est en accord avec ce qui a été observé ; lorsque plusieurs personnes ont été exposées à la contagion de la fièvre et que, plus tard, quelques-unes ont été ébranlées par la fatigue ou par quelque autre motif, ces dernières seules ont la scarlatine, tandis que celles qui restent en repos, après leur exposition au contage, lui échappent. »

Ce sont ces deux hypothèses qui, depuis la leçon de Paget, ont servi de texte aux discussions des auteurs.

Goodhart (1879) conclut de ses vingt-cinq observations qu'on ne peut admettre avec sir James Paget que le poison est entré par la plaie ; mais on peut être d'avis que le shock opératoire a diminué la résistance de l'organisme à l'infection. D'ailleurs, M. Goodhart étend cette prédisposition, non seulement aux maladies chirurgicales, mais aussi à tous les cas, soit médicaux soit chirurgicaux, qui supposent l'existence d'une inflammation locale. Il émet cette idée : « que la situation développée par une opération chirurgicale soit telle qu'elle engendre une disposition particulière à recevoir un poison morbide ou contagieux, voilà qui est mis hors de doute par les faits ; mais, limiter cette prédisposition aux conditions développées par une opération chirurgicale, serait laisser entièrement hors de compte un certain nombre de cas qui sont, en eux-mêmes, hautement féconds en idées. Ce qui me paraît probable, et ce qui est, en définitive, tout à fait en harmonie avec les doctrines actuellement en vogue, en ce qui concerne les maladies fébriles, c'est que la présence d'une inflammation locale quelconque est en quelque sorte un lit fourni à la

culture du poison, et que ce dernier est probablement
absorbé par les voies ordinaires de l'infection, et non à
travers la blessure. Le fait d'une opération, je conçois qu'il
joue un rôle presque secondaire, bien qu'important, dans
la production de la maladie. Le processus inflammatoire
est la chose essentielle, et une opération le suppléera aussi
bien, bien qu'elle ne joue pas nécessairement un rôle meil-
leur qu'un abcès spinal, ou quelque cellulite locale, etc.
Mais comme, en proportion, les opérations établissent une
inflammation locale considérable et de la fièvre, c'est ainsi,
je crois, qu'elles arrivent à rendre « la culture » de quelque
poison épidémique plus sûre, en augmentant l'action éloi-
gnée de ce milieu chaud qu'elles fournissent ainsi. »

Howse (1879) étend la prédisposition à toutes les maladies chirurgicales qui supposent un écoulement quelconque ; il croit à un contact direct, mais non par l'intermédiaire du chirurgien ou des infirmiers.

Stirling (1879) a essayé de vérifier les idées émises par
M. Goodhart ; mais ses recherches dans les services de
médecine, où il est plus facile de distinguer les états
inflammatoires de ceux qui ne le sont pas, lui permettent
de considérer les conclusions de son collègue comme
dénuées de fondement.

Il montre ensuite que les deux hypothèses de Paget sont
insuffisantes à tour de rôle, dans un grand nombre de cas ;
la perturbation organique n'est pas la même dans le cas
d'une grande opération et d'une ouverture d'abcès, et
cependant, dans les deux cas, la réceptivité à la scarlatine
est aussi grande ; d'autre part, si l'on admet une infection
antérieure, celle-ci devrait toujours avoir lieu un temps
limité avant l'opération, vu l'invariabilité de la période
d'incubation et la constance de l'apparition de l'éruption
dans un temps donné, toujours le même, après une opération.

Les deux hypothèses de Paget sont tour à tour admissibles ; toutefois la blessure n'est en aucune manière la voie de l'infection. En résumé : bien que l'apparition fréquente du rash et de la fièvre en un espace de temps court et parfaitement uniforme après une opération montre que quelque relation définie existe entre l'opération et les symptômes, nous ne sommes pas encore à même de définir la nature précise de cette relation.

Riedinger (1880) admet que la scarlatine chirurgicale n'est pas accidentelle. Il est convaincu que, chez beaucoup de malades, la scarlatine ne se serait pas déclarée, si la blessure n'avait pas fait son apparition. Le point principal est de savoir si les malades étaient déjà infectés avant la plaie, ou si cette infection est consécutive. On ne peut le déterminer, naturellement, avec précision pour tous les cas. Les deux réponses peuvent être faites, mais l'opinion de Paget, que l'infection a eu lieu avant, est trop exclusive, et, pour rendre compte de tous les faits, exigerait une incubation trop longue.

En 1881 il se demande: « d'où le poison scarlatineux a pénétré dans le corps ; est-ce per os ou per vulnus? Il existe cette hypothèse que la voie a été la plaie, et nous devons, dit-il, être d'autant plus porté à cette façon de voir que, comme nous l'avons mentionné, l'exanthème avait commencé autour de la plaie et avait sa plus grande intensité dans son voisinage. C'est le cas dans l'érysipèle ; mais alors pourquoi ne serait-ce pas la même chose pour la scarlatine et la diphthérie qui ont tant d'affinités avec lui ?

Cameron (1881) accepte une prédisposition à la scarlatine causée par le traumatisme. Examinant ensuite les deux hypothèses de Paget, il dit que, selon toute probabilité, elles sont correctes, comme cela semble être dans le cas de fièvre puerpérale. Dans l'hypothèse d'une infection antérieure à l'opération ou à l'accouchement, nous pensons que le shock ou la perturbation de la santé (ou quel que soit le nom qu'il vous plaira de donner à la chose), due à l'opération ou à l'accouchement, fait que la maladie qui sommeillait et était en puissance, devient une réalité complètement développée, et cela sans délai plus considérable.

Howard Marsh (1881) croit à une contagion indiquée par les bons effets de l'isolement des scarlatineux à Children's-Hospital. Depuis la construction de pavillons isolés, les cas de scarlatine dans les services de chirurgie, qui coïncidaient d'ailleurs avec les épidémies, sont devenus très rares.

L'élément constant dans le problème est l'existence d'une blessure récente et l'apparition d'une fièvre scarlatine peu après.

Nous admettons, dit-il, une prédisposition particulière qu'on ne peut nier. Quelle est l'action locale de la blessure ? Rarement le chirurgien transmet la maladie au malade ; mais la blessure ne sert-elle pas de porte à travers laquelle pénètre la « *materies morbi* » ? Dans beaucoup de cas il est peu probable qu'il en est ainsi.

Faut-il donc admettre une infection antérieure et une incubation retardée ? Oui, en admettant avec Paget que le virus, par le fait du traumatisme, passe de l'état latent à la période d'activité. Mais comment existe ce poison et quel est son habitat, durant ces intervalles considérables que l'on observe parfois entre la réception et l'explosion de son effet ? Ce n'est probablement ni sur les vêtements, ni sur les parties externes du corps qu'il séjourne, mais après inhalation, dans des parties fermées, bien qu'à proximité de la circulation ; de là la rapidité de l'apparition de la maladie après un traumatisme.

« En ce qui concerne la nature des changements produits par une opération, je suis incapable de donner une
opinion définie. C'est, je crois, à quelque modification de
la nature de la dépression nerveuse, comme on l'observe
après les grandes fatigues, que nous pouvons le plus rai-
sonnablement attribuer cette prédisposition particulière à
la fièvre scarlatine, après les opérations. »

Ces idées sont admises en France par Dunoyer (1879),
élève de M. le professeur Verneuil, qui dit dans sa thèse
que, « en résumé, les opérés sont spécialement exposés à
contracter la scarlatine. »

Le dernier auteur qui ait écrit sur la matière, Picot (article Scarlatine du Dictionnaire de Jaccoud, juillet 1882)
rappelle que l'état puerpéral est regardé par quelques auteurs (Olshaussen entre autres), comme prédisposant à la
scarlatine.

Le traumatisme, ajoute-t-il, a été aussi considéré
comme une cause de scarlatine; dans les cas publiés, il
s'agit généralement de scarlatines qui ont éclaté peu de
jours après une plaie ou une opération. On peut se deman-
der, dans ces cas, si le traumatisme a ouvert une porte d'entrée à l'infection scarlatineuse, ou s'il a seulement hâté
l'apparition de l'éruption. La question est encore à l'étude,
mais ce sont évidemment des faits de contagion, comme il
résulte de la communication récente de Marsh au Congrès
des Sciences médicales de Londres, 1881.

Si nous cherchons à résumer les opinions diverses, dont
nous avons fait un exposé impartial, nous trouvons trois
hypothèses pour expliquer l'apparition de la scarlatine :
l'une admet une contagion directe par la plaie ; l'autre,
une contagion de voie indéterminée, amenée par le shock
opératoire qui a diminué la résistance de l'organisme à
l'infection ; la troisième enfin, qui croit à une contagion

antérieure, mais à une contagion qui n'eût manifesté ses effets que beaucoup plus tard, ou même pas du tout, sans l'intervention du traumatisme. On voit quel rôle ces trois hypothèses attribuent au traumatisme ; toutes sont unanimes à accorder une prédisposition particulière à la scarlatine aux personnes récemment opérées, et cela par le fait même de l'opération.

Devons-nous nous rallier à cette manière de voir ? Et au lieu d'explications théoriques .plus ou moins ingénieuses, n'est-il pas plus simple d'admettre, plutôt une relation de cause à effet, une succession fortuite de deux états pathologiques, une simple coïncidence ? Traub, Sanné et M. le professeur Trélat inclinent vers cette idée.

Traub (1880) dit que les trois cas cités par Riedinger comme prouvant une relation entre le traumatisme et la scarlatine, ne lui paraissent pas convaincants. Tout le monde sait qu'un même individu peut s'exposer plusieurs fois, sans en être atteint, au péril d'une infection de scarlatine, et qu'une autre fois, il y succombe, sans qu'on sache la raison de ce changement.

Parmi nos cinq malades, qui furent atteints de scarlatine, un seul avait une plaie ; et cependant, ils se trouvaient dans des salles différentes, au milieu d'autres patients, les uns porteurs de plaies, et les autres n'en ayant pas, et parmi lesquels nous citerons deux enfants ayant subi la résection du genou, et un troisième la résection du coude ; de tous ces malades, exposés à la contagion, pas un ne fut atteint, ce qui n'est certainement pas en faveur de cette théorie d'une disposition marquée des blessés pour la scarlatine.

Ajoutons que dans les quatre autres services chirurgicaux de l'hôpital de Leyde, on observa un seul cas seulement de scarlatine, chez un homme qui n'avait pas de plaie.

« Si l'on pouvait tirer une conclusion des cas que je viens de citer, ce serait celle-ci : les malades jouissent plutôt d'une certaine immunité vis-à-vis de la scarlatine, qu'ils n'offrent une prédisposition à en être atteints. »

Sanné (article Scarlatine du Dictionnaire de Dechambre, 1879) se demande s'il existe un rapport de cause à effet entre le traumatisme et la scarlatine, et conclut par la négation. Aucune cause autre que l'infection spéciale ne peut donner naissance à la scarlatine ; tout au plus, peut-on supposer, et sans preuves à l'appui, qu'un accident quelconque, un traumatisme, par exemple, peut abréger l'incubation et hâter l'éruption. Il est beaucoup plus vraisemblable et plus conforme aux habitudes de la maladie, d'admettre que les malades en question portaient déjà en eux le germe de la maladie. Où s'en étaient-ils imprégnés? C'est ce qu'il est fort difficile de savoir, dans ces cas comme dans une foule d'autres. Mais l'absence d'épidémie scarlatineuse, dans le milieu où s'est effectué le traumatisme, n'empêche en aucune façon, étant donnée la durée de l'incubation scarlatineuse, de croire que la scarlatine a été contractée à une période antérieure et qu'il s'agit d'une simple coïncidence.

Ces idées si sages et si simples à la fois, sont entièrement celles de M. le professeur Trélat. Ce dernier, éclairé de plus en plus sur la question par 3 cas nouveaux qu'il a observés depuis 1878, croit à une contagion immédiate dans tous les faits publiés, que cette contagion ait lieu avant l'opération, comme c'est le plus souvent le cas, pendant ou après ; l'influence prédisposante de la blessure est nulle, et le traumatisme n'est dû qu'à une coïncidence.

Comme nous aurons, dans la discussion qui va suivre, à

invoquer les 3 faits de M. le professeur Trélat, lesquels ont été l'objet d'une communication au congrès des Sciences médicales de Londres, en 1881, nous croyons utile de reproduire ici les quelques indications que ce maître obligeant a bien voulu nous fournir, les comptes rendus du Congrès étant muets sur ce point.

Dans le premier cas, il s'agit d'un adolescent, qui revenait de Cannes où il avait passé l'hiver ; le voyage se fit en chemin de fer, avec arrêts multiples et séjour dans divers hôtels. A son arrivée à Paris, M. Trélat lui vide un abcès avec l'aspirateur Dieulafoy ; il a le lendemain les prodromes d'une fièvre éruptive ; M. Fauvel, médecin ordinaire du malade, hésite à formuler un diagnostic, malgré l'avis de M. Trélat qui soupçonne une scarlatine. M. Gueneau de Mussy, consulté, diagnostique la fièvre scarlatine qui, effectivement, se développa dans la suite et suivit son cours normal.

Dans un deuxième cas, la scarlatine se montre après l'évacuation du contenu d'un abcès de la cuisse, par l'aspirateur, chez un enfant que soignait le Dr Lacombe, médecin des hôpitaux. Ce dernier confirma le diagnostic de M. le professeur Trélat.

Le troisième cas est relatif à une opération de phimosis, chez un autre enfant. Ici, M. Trélat s'assura qu'un petit frère du malade était, dans le même temps, atteint de fièvre scarlatine, ce qui indiquait la possibilité de la contagion, bien que cet enfant eût été rélégué dans un autre appartement de la même maison.

Nous commenterons un peu plus tard ces trois faits dont nous venons de faire un court exposé.

Il ne saurait convenir, dans un travail de la nature de celui-ci, d'avancer une manière nouvelle d'envisager la question, sans donner quelques preuves à l'appui. Aussi bien, tout en avançant dès le début, que nous adoptons pleinement l'opinion de M. le professeur Trélat, allons-nous essayer de réfuter les bases de l'argumentation des partisans de ce que l'on appellerait volontiers « la théorie anglaise de la prédisposition traumatique ». Notre tâche sera singulièrement facilitée, les divers auteurs qui soutiennent cette théorie, ayant pris soin, ainsi que cela ressort clairement de la lecture des pages qui précèdent, de battre en brèche réciproquement leurs hypothèses plus ou moins ingénieuses. Recueillons cet aveu de l'un des plus habiles d'entre eux, M. Stirling, qui se déclare incapable de montrer que, dans un service de chirurgie quelconque, les opérés sont plus spécialement exposés à la scarlatine, eu égard aux malades atteints d'affections chirurgicales sans plaies, ou non opérés encore. Treub, en revanche, a montré que, dans son service, sur 5 malades atteints, un seul était porteur d'une plaie, tandis que dans les mêmes salles, de graves traumatismes opératoires restèrent indemnes de toute scarlatine. Les tableaux annexés, d'autre part, à notre travail nous donnent, sur 103 observations où la nature de l'affection est parfaitement déterminée, 86 plaies opératoires, 11 plaies pathologiques et 7 affections chirurgicales sans plaies. Il nous paraît probable qu'une statistique plus exacte augmenterait le nombre de ces dernières ; l'on est plus frappé, en général, de la singularité de la coïncidence d'une fièvre éruptive et d'un traumatisme opératoire ; et sûrement beaucoup d'affections chirurgicales sans plaies, compliquées d'une fièvre scarlatine, ont dû être passées sous silence.

Nous ne voyons donc pas, de par les chiffres, que la scarlatine soit le privilège des opérés, dans la pratique chirurgicale.

D'autre part, comment admettre que la même prédispo-

sition résulte des shocks opératoires si différents, comme
résection du genou et simple ouverture d'abcès par l'aspi-
ration? Dire que nous ne connaissons pas la nature intime
du changement produit dans l'organisme par le traumatisme, n'est pas répondre à l'objection. Howse et Stirling
le confessent eux-mêmes.

Dunoyer dit que jamais, à sa connaissance, la scarlatine
n'a suivi un traumatisme accidentel; l'observation 6 de
Stirling qui a trait à une brûlure du thorax, répond à ses
desiderata, ainsi d'ailleurs que 4 ou 5 observations de
même nature publiées par George May et Stirling lui-
même. On voit donc par ces exemples que le traumatisme
opératoire n'est nullement indispensable.

Sans insister davantage sur ce sujet, et après ces deux
ou trois objections sans réponse, exposons à notre tour
comment il faut l'entendre, de la contagion telle que nous
la comprenons. Rappelons d'abord que, sur 40 cas du second tableau, dans lesquels on a recherché les sources
d'infection, 36 fois cette origine a pu être indiquée; que 19
fois, dans le tableau de Stirling, qui, cependant, n'a pas
été dressé dans ce but, on a pu résoudre affirmativement la
question. Il est à signaler, particulièrement, que pour tous
les faits qui se sont produits à Evelina Hospital, dans
une période de 10 ans, ce qui n'embrasse pas moins de
25 observations, l'origine de chaque contamination a pu
être exactement relevée, grâce aux recherches minutieuses
de M. Paley; il est probable même, qu'un chirurgien
moins consciencieux eût compté plusieurs de ces scarlatines comme étant d'origine inconnue, et, par suite, leur
eût assigné une genèse traumatique. Nous avons déjà
signalé les bons effets de l'isolement des scarlatineux à
Children's Hospital, et la rareté des scarlatines dans les
services de chirurgie, depuis la construction de pavillons

spéciaux. N'oublions pas, également, que les cas se sont toujours multipliés en temps d'épidémie, tandis qu'ils étaient le plus souvent isolés dans la pratique courante. Cette influence épidémique s'est exercée notamment dans les cas de Paget, Henoch, Paley et Goodhart, Treub et d'autres encore; ce qui indique, dans ces divers faits, la possibilité de la contagion, par un moyen quelconque, puisque le contage existait dans l'atmosphère ambiante.

Mais à quel moment se ferait cette contagion ? Elle peut avoir lieu en tout temps et suivant des modes divers.

La contagion au moment même du traumatisme, et par l'intermédiaire du chirurgien, bien que ce mode ne soit pas susceptible de généralisation, est démontrée par les observations 16 et 39 du tableau de Stirling. Dans l'observation 16, on ne put trouver de source de contagion autre que le chirurgien lui-même, dont les propres enfants étaient, en ce moment à la maison, atteints de fièvre scarlatine. Dans l'observation 39, on ne trouve pas d'autre explication de l'apparition de la scarlatine, que la visite, faite au malade par un jury d'examen, avant l'opération. La scarlatine s'étant déclarée un matin, le chirurgien qui soignait l'enfant, après avoir fait son pansement, se rend dans une salle voisine directement, pour visiter une fillette qu'on venait d'apporter du dehors; celle-ci est atteinte ultérieurement de fièvre scarlatine. Il n'y avait pas, dans tout l'hôpital, d'autre malade scarlatineux, sauf le cas 39. En présence de ces faits, nous devons accepter ce premier mode de contagion, mais non d'une manière absolue, car nous n'oublions pas les critiques d'Howard Marsh.

Il n'est pas besoin d'insister sur la contagion post-traumatique, admise par tous les auteurs, et même exclusivement acceptée de quelques-uns qui voient là un argument en faveur de la prédisposition. C'est dans ce cadre que nous rangerons tous ces faits, à incubation trop longue, si l'on devait considérer la contagion comme ayant eu lieu au moment même de l'opération. Nous citerons onze cas, celui d'Aubry et dix observations du second tableau, dans lesquels la fièvre scarlatine fait son apparition longtemps après l'opération (22 jours en moyenne). Dans presque tous ces cas, on a pu indiquer la source d'infection, et, ce qui éloigne l'idée d'un contage opératoire, presque tous ces malades ont été pansés par la méthode de Lister.

Mais, le plus souvent, la contagion est antérieure à toute manœuvre opératoire. Et cette contagion est attestée parfois par des circonstances fortuites, comme dans le cas de Jonathan Hutchinson, où l'on trouva que le lit du malade (opéré de la pierre) avait été occupé antérieurement par un scarlatineux. De même, dans l'observation de Lea (ouverture d'un abcès, suite de nécrose aiguë du tibia, observation 60 du tableau de Stirling), l'homme atteint de scarlatine, après incision, avait apporté le germe de la maladie de sa propre maison, où ses enfants étaient atteints de scarlatine. Dans un autre cas, rapporté par Stirling, il est tout à fait certain que l'infection a eu lieu en moins de trois heures, juste avant l'opération, par l'intermédiaire d'un enfant couché dans un lit voisin. Ce dernier fut admis dans la salle, le jour même où l'on devait opérer le premier, et, les symptômes qu'il offrait montrant qu'il avait une fièvre scarlatine, on l'éloigna de cette salle après qu'il y eut séjourné trois heures. C'est probablement pendant ce temps que le malade fut exposé à la contagion, car il n'y avait pas d'autre cas dans la salle, depuis quelque temps. Rappelons également le phimosis opéré par M. le professeur Trélat; l'enfant, avant son opération, avait eu des contacts avec son jeune frère, atteint de fièvre scarlatine, puis relégué dans un autre appartement de la même maison.

Stirling écrit : « Dans quelques observations, il semble clair que l'infection a eu lieu avant l'admission, comme pour ces cas dans lesquels il fut facile de montrer, manifestement, que la fièvre scarlatine existait dans la demeure des malades, au sein de leur famille. »

Nous dirons en effet, pour ces cas dans lesquels l'éruption survenait en moins de vingt-quatre heures après leur entrée à l'hôpital, et parfois avant toute opération, ce que Sanné dit de la scarlatine puerpérale : lorsqu'elle apparaît vingt-quatre heures après l'accouchement, c'est que le contage avait été introduit dans l'économie auparavant, que la période prodromique avait passé inaperçue, et l'on n'est pas en droit d'affirmer que le contact a eu lieu dès l'entrée à l'hôpital, l'incubation et l'invasion n'ayant duré que quelques heures. On n'est pas en droit d'affirmer qu'une scarlatine, dont l'éruption paraît le jour même de l'entrée d'une femme enceinte dans un foyer scarlatineux, a été contractée dans ce milieu... Donc, pour les cas où l'éruption apparaît en moins de vingt-quatre heures après l'entrée à l'hôpital, nous admettrons une contagion probable en dehors de l'établissement. Et en effet, le plus souvent, dans ces cas, on trouve ou bien des scarlatineux dans la demeure des nouveaux entrants, ou tout au moins une épidémie de scarlatine dans leur voisinage.

Mais que penser des observations dans lesquelles l'éruption a lieu dans la journée même de l'opération (très peu après), si ce n'est que l'incubation n'a pu être de quelques heures, et nécessite une contagion antérieure à l'opération ? Il en est de même de ce grand nombre de faits, mis en avant par les partisans de la prédisposition, et dans lesquels nous voyons la scarlatine se déclarer deux jours après l'opération, c'est-à-dire un jour et demi avant la période moyenne d'incubation.

Devons-nous accepter, avec eux, que cette période est raccourcie par le fait même du traumatisme? N'est-il pas plus simple d'accepter pour tous ces cas une contagion antérieure, rendue bien probable par cette remarque, que la plupart des malades avaient déjà fait un séjour de deux, quatre, cinq jours dans le foyer scarlatineux, dans l'hôpital, avant le moment de l'opération?

Lorsque les sources de contagion ne peuvent être indiquées, il faut accuser, le plus souvent, des cas de scarlatine fruste, des scarlatines sans exanthèmes, des albuminuries, des anasarques scarlatineuses dont l'origine est méconnue. C'est à des cas semblables que, dans leur sagacité remarquable, MM. Paley et Goodhart ont pu, avec juste raison, attribuer un grand nombre des faits qu'ils ont observés.

Au reste, les modes de contagion sont des plus divers. Stirling laisse échapper ces lignes que nous relevons : « Dans notre pays, le fait que l'on ne peut s'assurer de la source d'infection n'exclut pas la possibilité de l'existence de cette dernière. Car, la maladie étant toujours plus ou moins parmi nous, il y a des moyens innombrables de transmission. » Nous rappellerons à ce sujet, non pas les singularités venues d'outre-Manche et relevées dans la revue de M. Hayem cette année même (transmission par le lait, les animaux), mais le premier cas de M. le professeur Trélat. D'où venait la contagion chez le jeune homme arrivé de Cannes la veille? Dans la maison même de l'opéré, il n'y avait pas de scarlatine. Le malade avait probablement contracté cette fièvre dans l'un des hôtels où il avait couché, ou même peut-être en wagon ; et ce dernier fait n'est pas invraisemblable, lorsque l'on songe que Howse a pu, dans un cas, démontrer clairement cette source de contagion.

Pour la plupart des enfants, nous invoquerons, comme lieux d'origine de plusieurs affections, les salles d'écoles (plusieurs cas de George May), les jardins publics, où, dans la capitale, règne cette promiscuité que l'on ne soupçonne pas dans la riche clientèle, les enfants, dans ce milieu social, étant généralement isolés. Pour les salles d'école, il nous semble que la circulaire récente, qui a fait l'objet d'un rapport de M. Besnier à l'Académie, démontre suffisamment que, souvent, les enfants atteints de maladies contagieuses sont renvoyés en classe avant que le virus ait perdu toute sa force.

En résumé, la discussion des faits produits dans les divers articles, et les aveux échappés aux adversaires mêmes de nos idées, nous paraissent établir nettement l'existence d'une contagion immédiate dans les divers cas examinés ; cette contagion peut se produire avant, pendant ou après l'acte opératoire; toutefois, le premier mode est de beaucoup le plus fréquent; et il est plus vrai de dire que ce n'est pas la scarlatine qui complique le traumatisme, mais le traumatisme qui complique la scarlatine.

Quel est le mode d'introduction du virus scarlatineux ? Pénètre-t-il *per os* ou *per vulnus?* Nous laisserons la question sans réponse; nous ne croyons pas toutefois à une introduction *per vulnus* dans le cas qui peut être seul en cause ici, c'est-à-dire celui d'une contagion post-opératoire ou d'une contagion par le chirurgien; c'est dire que rarement la question peut être soulevée. Toutefois, même alors, nous ne sommes pas partisan, comme Riedinger, d'une contagion *per vulnus.* Howard Marsh a réfuté cette opinion et, à l'appui de cette manière de voir, nous ajouterons que le pansement antiseptique employé vingt-quatre fois sur 36 cas à pansement (31 opérés et 5 porteurs de plaies) n'a empêché en aucune manière l'introduction dans l'organisme du virus scarlatineux. Il serait curieux que le pansement, infaillible contre les autres principes septiques, fût impuissant *in situ* contre le virus scarlatineux seul, dans l'hypothèse d'une pénétration par la plaie.

III. *Symptomatologie.* — Après avoir établi la contagion comme source étiologique de la maladie, et admis que nous avions affaire à une scarlatine, devons-nous voir dans celle-ci une forme particulière de la scarlatine vulgaire, devons-nous admettre, en un mot, une scarlatine post-opératoire? De même que Legendre l'a établi pour la scarlatinoïde de Guéniot, nous ne voyons rien dans l'étude des symptômes qui nous permette d'accepter l'existence d'une scarlatine différente de la scarlatine ordinaire.

Les prodromes, il est vrai, manquent quelquefois, ou bien le début est grave et inquiétant, au point que dans la plupart des cas de M. le professeur Trélat, les médecins, peu familiarisés avec ces complications chirurgicales singulières, crurent, contrairement à l'avis de notre maître, à des accidents de septicémie aiguë, et ne revinrent de leur premier avis qu'en voyant le cours ultérieur de la maladie. Les mêmes erreurs d'interprétation se trouvent signalées pour quelques-uns des cas de George May et de Stirling ; en somme, souvent les prodromes passent inaperçus, et le rash est le premier symptôme de la maladie.

On a voulu faire accepter une diminution de la longueur de la période d'incubation, mais nous avons vu comment il fallait envisager les différences de dates, qui nous mènent loin de cette uniformité d'apparition du rash, après un temps fixé à partir du moment de l'opération. Si la théorie de l'infection opératoire était exacte, nous devrions accepter des périodes d'incubation de quelques heures seulement, à côté d'autres qui atteindraient vingt et même vingt-neuf jours. En admettant une contagion antérieure à l'opération dans la plupart des cas, une contagion post-opératoire pour d'autres, nous ne trouvons plus de contradiction dans les chiffres consignés dans nos deux tableaux.

Les symptômes capitaux : rash, angine, albuminurie, desquamation, ont présenté diverses variations, mais comme l'on en voit dans une même épidémie entre les cas multiples qui se présentent. Le rash n'a manqué que quatre fois sur 120 observations, l'angine et l'albuminerie ont fait défaut dans la moité des cas, la desquamation trois fois sur cinq. Cette dernière a procédé tantôt par larges lambeaux, tantôt par fines écailles.

Les quatre symptômes principaux se sont trouvés réunis dans un seul cas, chez le même malade ; ils se sont combinés entre eux de toutes sortes de manières. Le relevé de ces combinaisons, que nous avons fait, serait sans importance ; nous ne le donnons pas ici.

Dans l'un des premiers faits observés en 1878, M. le professeur Trélat avait remarqué des irrégularités dans le cycle fébrile ; plus tard Hénoch, dans un cas personnel, note une chute de la température plus rapide que dans la scarlatine ordinaire.

Nous avons eu à notre disposition 28 tracés se rapportant à des observations de nos tableaux, notamment aux observations de Paley Howse, Cameron, et Riedinger. Les conclusions ne peuvent être précises, le moment de l'infection n'ayant pu être indiqué ; nous voyons seulement que la plus élevée des températures maxima de ces 28 cas a été 41°,2, la moins élevée de 37°,8. L'élévation de température maxima a toujours été atteinte au moins 24 heures avant l'apparition du rash ; la chute commençait en général un jour après l'apparition de ce dernier, et alors qu'il commençait à faiblir.

Dans un cas, la température a oscillé entre 37°,8 et 40°6 durant 12 jours ; en général la chute se dessinait 48 heures après que la température maxima était atteinte. Une fois cette dernière a mis 9 jours à s'établir (40°); quatre fois, après une première chute de la température, il y a eu un relèvement qui a toujours été, du reste, momentané. Notons enfin un cas analogue à celui du Paget, et dans lequel une récidive de scarlatine a été observée avec une température maxima de 40°,6 au 16° jour après l'opération, et une chute difinitive au 21°. Toutes ces températures diminuent d'importance par le fait même que l'on ignore le moment précis du début de la maladie.

En résumé, nous ne voyons, ni dans les symptômes, ni dans la marche de la température, rien de bien remarquable et qui ne s'observe dans les épidémies ordinaires de scarlatine.

IV. *Age des malades. Sexe. Mortalité. Influence sur la marche des plaies.* — Le traumatisme ne modifie donc en rien la symptomatologie de la maladie, et celle-ci est et reste une scarlatine ordinaire. Mais pourquoi la voit-on, de préférence, survenir chez les enfants concurremment au traumatisme, tandis que les adultes entrent au plus pour un cinquième dans notre statistique? Pourquoi aussi se rencontre-t-elle plus souvent après des traumatismes insignifiants qu'après des opérations graves? M. le professeur Trélat en donne une explication bien simple : pour lui, la contagion est, dans la grande majorité des cas, antérieure au traumatisme. Lorsque l'opération est légère et qu'il s'agit d'un enfant, on n'avertit ce dernier qu'au moment même de l'opération ; la veille on lui a permis ses jeux habituels, ses promenades dans les jardins publics, parfois même on l'a mené en classe, comme à l'ordinaire, l'affection dont il est porteur autorisant, le plus souvent, ces pérégrinations; le futur opéré a donc eu toute liberté pour fréquenter des lieux, où la contagion est possible, grâce à la promiscuité des enfants, et au nombre considérable de scarlatines frustes, méconnues, avec lesquelles il peut ainsi, se trouver en rapport. Au contraire, l'adulte qui est sous l'imminence d'une opération quelconque, alors même qu'elle est sans importance, se prépare, avec les terreurs dont il n'est pas toujours exempt, à l'acte du lendemain par une réclusion volontaire, qui l'éloigne des lieux de réunion, cercles, théâtres, etc., où il pourrait, accidentellement, être contaminé. S'il s'agit, au contraire, de graves opérations, les malades sont, dans la plupart des cas, relégués depuis longtemps dans leur lit, surtout s'il s'agit d'affections chroniques, et, par suite, ne courent pas antérieurement à l'opération le risque de ces contagions fortuites, dont nous indiquerons tout à l'heure les origines diverses.

Ce n'est pas là une vue de l'esprit, car Hovse nous raconte lui-même que, dans les quatre cas qu'il a observés à Guy's Hospital, les seuls malades atteints étaient des blessés qui avaient subi des opérations légères, n'exigeant pas d'eux un séjour constant au lit. Dans un coin de la salle, se trouvait une petite fille, atteinte de scarlatine, et qui était la favorite de tout le monde; infirmiers et malades allaient tour à tour la caresser : c'est ainsi que nos quatre opérés, qui n'avaient eu à garder le lit ni avant, ni après leur légère opération, avaient eu un contact immédiat avec l'enfant et pris leur scarlatine avant l'opération; tandis que les malades grièvement blessés ou opérés de graves affections, confinés dans leur lit avant et après les opérations, et par suite en dehors de la sphère d'action du virus scarlatineux, n'ayant donc aucun contact avec l'enfant, échappèrent tous, sans exception, à la fièvre scarlatine. Ce fait nous semble confirmer pleinement l'explication formée par M. le professeur Trélat.

Mais pourquoi, de toutes les fièvres éruptives, la scarlatine semble-t-elle avoir le privilège exclusif d'une coïncidence avec la traumatisme? Dunoyer, en effet, cite à peine quelques observations de rougeole et de variole, et M. Howse a pu retrouver seulement douze cas de rougeole avec traumatisme, en feuilletant les Archives de Guy's Hospital, durant la période des vingt dernières années. Au contraire, les cas de scarlatine sont assez nombreux, puisque nous avons pu recueillir cent vingt observations authentiques, dans nos statistiques. Ce privilège de la fièvre scarlatine tient à son caractère de contagiosité plus grande, à ce qu'elle est beaucoup plus sournoise et a mille formes de propagation, que l'on ne peut toujours indiquer. Comment soupçonner, en effet, ¡la plupart de ces scarlatines frustes que nous considérons comme le moyen le plus répandu, le plus habituel de contagion? C'est donc un ennemi toujours invisible et présent. Au contraire, dès qu'un cas de rougeole se produit, vu son caractère épidémique et son aspect parfaitement tranché, on s'empresse, dès le début, de l'isoler pour prévenir la propagation de la maladie; d'ailleurs comme fréquence absolue la rougeole est bien moins répandue que la scarlatine. Pour la variole, plus rare encore dans l'enfance, l'isolement est plus rigoureux; avec de pareilles précautions contre des maladies à cas sporadiques moins nombreux, rien d'étonnant dans la rareté de leur coïncidence avec un traumatisme.

Abordons, maintenant, la marche des plaies, pour terminer notre étude. Le traumatisme, avons-nous vu, n'influe en rien sur la scarlatine, en ce qui concerne son évolution et sa symptomatologie. Mais celle-ci est-elle sans action sur le traumatisme, et la marche des plaies n'est-elle en rien influencée par la fièvre éruptive?

Nous ne voulons pas refaire ici un historique de ce point particulier; nous relèverons seulement ce fait que, si, dans quelques cas, la plaie a eu une évolution régulière, d'une façon générale, tous les chirurgiens se sont plaints de retards dans la cicatrisation. M. Trélat, en particulier, a noté dans toutes ses observations une influence des plus fâcheuses. Sans parler des deux observations de 1878, nous indiquerons, d'après les renseignements qu'il a bien voulu nous communiquer, que dans le second cas cité par nous (abcès de la cuisse), la cicatrisation retardée ne s'opéra qu'en trois semaines; dans le troisième (phimosis), en un mois seulement. Dans le relevé que nous avons fait des observations diverses publiées avec des indications sur la marche de la plaie, nous trouvons au nombre des insuccès relatifs ou totaux 9 opérations de phimosis, chiffre auquel vient s'ajouter le cas de M. le professeur Trélat; sur ces 10 opérations de phimosis, 2 ont été mortelles : ce sont les cas de Crisp et Henry Lee. On y compte encore 7 ouvertures d'abcès suivies d'établissement de trajets fistuleux, difficiles à guérir dans la suite.

Paget a observé un sphacèle des paupières à la suite de l'enlèvement d'un kyste dermoïde des paupières, chez une enfant convalescente de fièvre scarlatine.

Dunoyer dit qu'en général la scarlatine exerce une influence fâcheuse sur les plaies. Cette action se manifeste surtout sur les arthrites fongueuses, et il cite (obs. XI) un cas de M. Lannelongue (sous l'inspiration duquel il semble écrire), et où l'on a pu noter une aggravation et une poussée d'abcès dus à la scarlatine.

Stirling reconnaît que la plupart des opérations faites sur la bouche et compliquées de scarlatine se terminent par un insuccès.

Goodhart et Paley notent dans plusieurs cas que la réparation a été tardive et lente.

Dans les quatre cas de Howse, la cicatrisation a été retardée.

Riedinger a observé seul que les plaies guérissaient bien.

Pour lui, le fait que l'exanthème part souvent de la plaie semble militer en faveur de cette opinion, *infectio per vulnus*. Cependant, on peut aussi admettre que l'exanthème se produit autour de la plaie, parce que celle-ci est en quelque sorte *locus minoris resistentiœ*.

Pour M. le professeur Trélat, nous l'avons déjà dit, la marche de la plaie est toujours troublée, mais par quel processus? L'éruption ne se porte pas, d'après lui, seulement dans le tissu sous-dermique du tégument intact; elle a lieu aussi sur les bords de la plaie (ainsi que l'attestent diverses observations) et même dans la plaie, atteignant plus profondément que le derme et frappant même les muscles, qui prennent alors un aspect grisâtre.

C'est donc à une action locale *in situ* qu'est due l'action mauvaise de la scarlatine; et cela est si vrai, dit-il, que la cicatrisation s'établit franche et régulière du jour où le rash a abandonné le tégument, et concurremment les lèvres et le fond de la plaie. Si à cette cause nous ajoutons, avec Howse, l'influence d'une haute température sur les bourgeons charnus, haute température qui précède, comme nous l'avons déjà vu, toujours le rash au moins d'un jour, et qui commence à baisser en même temps que celui-ci pâlit, nous verrons que l'étude des observations publiées confirme les idées de notre maître. Nous nous contenterons de trois exemples pris au hasard, car la même étude pourrait être reprise pour la plupart des observations de nos tableaux.

Ces trois observations sont empruntées toutes trois à Howse. Dans l'observation 2 (jeune femme opérée d'un lipome du cou le 5 avril), la température monte du 5 au 10, où elle atteint son maximum : 39,5; le lendemain 10, le rash apparaît avec une température de 37,9 ; jusque-là la blessure a conservé un mauvais aspect ; mais à partir du 11, la température redevient normale, le rash pâlit et depuis lors, la plaie a un bourgeonnement normal qui ne se dément pas jusqu'à la guérison définitive, qui a lieu le 16 mai.

Dans l'observation 3, une jeune fille subit une résection du coude le 9 avril, sa température est maxima le 11, où elle atteint 41° ; le soir le rash apparaît avec une température de 39,9 ; on ne note pas d'indice de réparation ; la température reste élevée jusqu'au 15 ; à partir de ce jour, le rash a disparu, la température reste définitivement au-dessous de 37,5 et des granulations franches se montrent. Guérison le 20 juin.

Dans l'observation 4, une femme de 29 ans subit une extirpation de la bourse séreuse pré-rotulienne, pour un hématome, le 12 avril ; la température reste moyennement élevée à 37,8 jusqu'au 15 ; la blessure a un bon aspect, mais le 16 le rash apparaît, et atteint son maximum le 18, ainsi que la température qui est à 38,6 ; le 19, la blessure se rouvre largement et suppure abondamment ; le 22, le rash pâlit, la température tombe à 37,4 pour baisser encore et ne plus se relever; et, à partir du 23, la plaie bourgeonne jusqu'à la guérison définitive, obtenue le 30 mai. Voilà une confirmation éclatante des idées que nous avons avancées plus haut.

Cette action mauvaise sur la blessure se borne-t-elle à retarder la cicatrisation ? Pas toujours, et, parfois, il lui arrive, suivant Howse, d'être suivie de septicémie et même de pyohémie, parce que la scarlatine tend à détruire les bourgeons charnus, à activer la suppuration et à ouvrir ainsi la porte à d'autres infections plus graves qu'elle. Si les caractères de la scarlatine ont même été peu marqués, un observateur peu sagace, ne trouvant à l'autopsie que des lésions de septicémie, attribuera la cause de la mort à cette dernière, fera du rash scarlatiniforme un rash septicémique, et voilà comment on qualifiera de septicémie pure et simple un état, primitivement amené par une scarlatine méconnue et dégénérée. Howse est donc prêt à diminuer le territoire de la septicémie au profit de la scarlatine.

En fait, cette aggravation finale des plaies initiales, influencées primitivement par une scarlatine, et se terminant par une pyohémie, a été notée dans un certain nombre de cas; nous citerons notamment l'observation 39 de Stirling et une observation de G. May. On conçoit que de telles complications viennent aggraver singulièrement le pronostic. Elles sont heureusement conjurées, plus facilement que la scarlatine, comme nous l'avons vu plus haut, par le pansement de Lister.

Quelle est donc la mortalité et quel rôle jouent les âges et les sexes?

Sur 120 personnes atteintes simultanément de scarlatine et d'un traumatisme quelconque, nous trouvons 23 adultes et 97 enfants; soit 1/5 d'adultes et 4/5 d'enfants; sur 103 où l'on a tenu compte du sexe, nous avons 38 filles ou femmes, 65 hommes ou garçons. Le sexe masculin est donc deux fois plus nombreux. Sur ces 120 malades, 16 sont morts, dont 15 enfants et une jeune fille de 16 ans; les deux sexes ont le même nombre de décès; mais tandis que la mortalité des adultes est de 1/23, celle des enfants s'élève à 1/6. Dans deux cas seulement, la mort est survenue par une aggravation de la blessure; pour les autres cas, elle doit être mise le plus souvent sur le compte d'accidents urémiques. En somme, ces chiffres s'écartent peu de ceux de la mortalité habituelle. Certaines épidémies cependant ont été plus meurtrières : c'est ainsi que Treub a perdu 3 de ses malades sur 5 atteints; ce qui donne une mortalité énorme de 60 %.

OBSERVATIONS.

Nous avons recueilli seulement les quatre observations de Howse, sur lesquelles nous nous appuyons dans le courant de la discussion, celles de Riedinger, Treub et Cameron. Les trois observations nouvelles de M. le professeur Trélat, sur lesquelles nous n'avons que quelques détails, sont reproduites dans le cours de ce travail. Nous terminons par un fait personnel et par un cas de Stirling, qui s'est compliqué de pyohémie.

Nous avons supprimé les vingt-cinq observations de Paley et Goodhart, bien que fort bien prises; nous leur faisons d'ailleurs de fréquentes allusions, qui suffiront à combler le vide laissé par leur suppression.

Toutes ces observations ont été traduites par nous sur les textes anglais; notre ami, M. Brœmer, a bien voulu nous rendre le service de nous suppléer pour les textes allemands. Nous ne saurions trop le remercier.

Howse (Guy's Hospital Reports, 1879, p. 443).

Observation I.

Le 15 mars 1878, mon collègue, M. Jacobson, pratique une ostéotomie sur un enfant atteint de rachitisme extrême des jambes. Cette opération fut suivie, presque immédiatement, d'une température modérément élevée, variant entre 37,8 et 38,4, et, après trois jours, par l'apparition d'un rash rosé, accompagné de mal à la gorge, et d'une langue saburrale. L'opération fut pratiquée sous le « spray carbolic », et tous les détails antiseptiques usuels bien connus, exactement observés. Les opinions médicales furent appelées, mais, comme ce n'est pas rare en pareil cas, elles se divisèrent entre le diagnostic de scarlatine et de rash rosé septicémique. Pour la mettre en un endroit sain, toutefois, l'enfant fut reléguée dans une chambre particulière, au bout de la salle, où elle resta isolée durant six jours, les pansements antiseptiques étant continués assidûment durant toute cette période, le rash disparut promptement, la température tomba et, comme de grands doutes avaient été exprimés sur sa nature scarlatineuse, permission fut donnée de rapporter l'enfant à son ancien lit.

Le 1er avril, on note une albuminurie abondante dans les urines, et, consécutivement, la peau desquama. Ultérieurement la maladie offrit une bonne évolution, quoique indubitablement retardée par cette affection intercurrente. Il est à noter que la même opération avait été faite trois mois auparavant sur la jambe gauche, et que l'opération n'avait pas été suivie d'une pareille fièvre.

OBSERVATION II.

Lipome du cou; enlèvement; rash rosé avec température élevée (albuminurie?); desquamation. — Guérison. (Recueillie par M. L.-G. Bernard.)

Sarah D..., âgée de 21 ans, couturière, entre le 3 avril 1878. La malade était une jeune femme quelque peu faible; elle avait remarqué sa tumeur pour la première fois il y a trois ans, lorsqu'elle était de très petit volume; il lui semble qu'elle a grossi rapidement dans les douze derniers mois. Elle était sur le point de se marier et désirait qu'on lui enlevât sa grosseur avant cet évènement. La tumeur avait cinq centimètres de diamètre, était lobulée, située au côté droit et plutôt sur le derrière du cou, librement mobile sur la face profonde; la peau est également mobile sur la tumeur bien que plus adhérente. Le 5 avril, on administre le chloroforme, on fait une incision verticale; la peau est disséquée en

deux lambeaux et la tumeur enlevée, ce que en faisant l'on met à
nu la face protonde et quelques-uns des muscles du cou. Les portions de peau, qui étaient très minces, furent réunies par des points
de suture. On employa toutes les précautions antiseptiques.

La température monta le jour après l'éruption à 38,4, mais elle
retomba ensuite à la normale durant les 24 heures suivantes,
comme il est d'usage chez les malades opérés antiseptiquement ;
elle resta vers 38,4 jusqu'au 8 avril, où elle monta soudain à 39,5,
et où la femme se plaignit d'un léger mal de gorge. Le jour après,
elle était couverte d'un rash rose foncé, et la température tombait
à 37,9. Le 11 avril elle est de nouveau à la normale, et reste ainsi
durant plusieurs jours consécutifs, jusqu'au 17 où elle monte de
nouveau à 39,1 et varie un peu durant quelques jours. Durant les
premiers jours où la température resta élevée, il n'y avait pas de
signe de réparation autour de la blessure ; il n'y avait pas, d'autre
part, de signe d'érysipèle ou d'autre inflammation septique se pro-
duisant ou partant de la blessure comme d'un centre. Néanmoins
la blessure paraissait sale, c'est-à-dire était enduite d'une lymphe
jaunâtre, et il était évident que le tissu gras et fibreux sur lequel
reposait la tumeur s'exfolierait avant que la réunion se fût faite.
Après le 11 avril, lorsque la température fut tombée à la normale,
des granulations franches commencèrent à faire leur apparition
sur le tissu malpropre, qui avait été rejeté rapidement sous forme
de masses floconneuses et d'écoulement jaunâtre. La réunion se
fit alors rapidement. Une légère desquamation eut lieu subséquemment, et la malade quitta l'hôpital le 16 mai, sans rentrer
dans la salle commune.

OBSERVATION III.

Maladie fongueuse du coude ; résection ; rash ; albuminurie ; desquamation ; guérison. (Recueillie par M. Bernard.)

Jane K..., 16 ans, admise le 2 avril 1878, d'une famille de scro-
fuleux, tombe il y a deux ans et se fracture le coude ; depuis, douleur et gonflement considérable dans cette articulation ; le genou
droit, depuis un an, est également gonflé.

Le 9 avril, on administre le chloroforme, et M. Howse résèque l'articulation, avec les précautions antiseptiques, d'après la méthode habituelle. Une incision longitudinale est pratiquée sur l'olécrâne, et sur le triceps qui s'y insère; on la conduit jusqu'à l'humérus, en fendant en deux le triceps; l'insertion de ce dernier à l'olécrâne, est alors disséquée avec soin, et on enlève avec elle la face profonde et le périoste qui recouvre l'os. Les condyles sont ainsi libérés, l'articulation ouverte, et l'on enlève, plus particulièrement, une partie de l'humérus, la ligne d'incision allant bien au-dessus des condyles. On trouve, autour de cette articulation, beaucoup de matière caséeuse, pulpeuse. Trois petites artères sont liées, mais il n'y a pas d'hémorrhagie considérable. La blessure est pansée avec la gaze carbolique, d'après la méthode ordinaire ; pas de sutures. 10 avril, matin, température 37,9, pouls 128. Pansement de la blessure, pas de douleur dans le coude, la malade a bien dormi et n'a pas souffert du chloroforme ; il y a peu de suintement. La température, toutefois, continue à monter durant tout le jour, et, à 10 heures du soir elle est de 41° ; à 1 heure du matin, encore à 41° avec un pouls de 120. On ordonne deux pilules de coloquinte et calomel, à prendre immédiatement. A 11 heures 30 du matin, le pouls est à 136, la température à 39,9. La purge opère. Langue chargée mais humide. Pas de mal à la gorge. Peau moite, et couverte d'un rash foncé, sur la poitrine et l'abdomen, mais pas sur les membres.

Le 12. Matin. Température : 38,1, pouls 126. Pansement ; la blessure a bon aspect, mais il n'y a pas d'indice de réparation. Pas de rougeur ou d'autre signe d'inflammation érysipélateuse tout autour ; la femme ne se plaint pas de la blessure. 3 heures 30 du soir ; température à 39,3, pouls à 140.

Le 13. Matin. Température : 37,4; pouls 98. Le rash pâlit ; il est confiné à la poitrine. Soir. Température : 39,3 ; pouls 120.

Le 14. Soir. Température : 38,8 ; pouls 120. Pansement ; bon aspect. De cette date au 22 avril, la blessure est pansée tous les deux jours. On n'observe ni mauvaise odeur ni autre signe de décomposition, pas de trace d'inflammation septique autour ou sur le trajet des lymphatiques qui en viennent. Le 15, le rash a entièrement disparu. Le 17, le pouls et la température sont presque normaux, mais l'urine contient 1/20 d'albumine. On prescrit de l'acétate d'ammoniaque.

Le 22 avril, la blessure présente des granulations franches, mais l'écoulement est plutôt abondant. On ordonne, en conséquence, de faire un pansement quotidien durant quelques jours. L'urine, à l'ébullition, présente un nuage de phosphates, avec une légère trace d'albumine.

La température continue à osciller entre 39,2 et 37,8, jusqu'au 30 avril où elle monte à 38,6, et où l'on remarque un commencement de desquamation. Le jour après, elle tombe de nouveau à 37,2 et reste dans la suite presque toujours normale. Le 30 mai on transporte de nouveau la malade dans les salles générales. Le 20 juin, la blessure allait aussi bien que possible. La jeune fille commence alors à fléchir le bras (avant l'opération la position naturelle était l'angle droit ; les positions extrêmes, avec douleur, de 80° dans la flexion, de 120° dans l'extension) un peu vers un angle droit et à l'étendre, avec un peu d'aide, jusqu'à 160° ; mais l'effort musculaire est défectueux. On ordonne d'électriser chaque jour les surfaces de flexion et d'extension pour stimuler de nouveau l'action de ces muscles. Le 5 juillet, sortie de l'hôpital ; la blessure était entièrement guérie et les pouvoirs de flexion et d'extension reconquis. On ordonne de continuer l'électricité.

Le 10 décembre 1878, la malade revient se montrer dans la salle, il y a eu réparation osseuse à l'extrémité du radius ; l'olécrâne nouveau limite ainsi les mouvements d'extension ; la pronation et la supination sont recouvrées ; les muscles se sont développés. Le succès est complet, malgré le retard causé par l'attaque intercurrente de fièvre scarlatine.

OBSERVATION IV.

Hématome de la séreuse prérotulienne ; excision ; rash rose ; légère
desquamation ; guérison. (Recueillie par M. Bernard.)

Sarah W..., 29 ans, domestique, entre le 10 avril 1878. Veuve, avec trois enfants qui sont tous morts. Elle avait grand besoin de s'agenouiller dans son travail. Il y a environ dix semaines, pendant qu'elle était à genoux, elle ressent soudain une grande douleur dans le genou droit. Puis survient un gonflement de la rotule, d'abord léger, mais qui augmente graduellement en donnant naissance à une grande douleur et lui interdit ses travaux habituels.

Batut.   4

A l'admission. La femme semble bien portante ; sa santé, dit-elle, a toujours été bonne ; elle a une grosseur ronde, du volume d'un œuf de cane. C'est épais, non mobile sur la rotule, et non au toucher. La peau qui la recouvre n'est pas rouge, mais la malade ressent de vives douleurs. Le 12 avril chloroformisation, et incision transversale de quatre centimètres de long, sur la tumeur. Des portions de peau ayant été enlevées, la séreuse elle-même est disséquée dans les parties épaisses, et extirpée. Petite hémorrhagie. Les parties restantes sont alors unies avec des fils à suture, et un tube à drainage est placé d'un bout à l'autre de l'incision. Le tout, sous la spray carbolique, avec la gaze pour pansement. A la section, la paroi de la séreuse était épaissie considérablement, et la bourse elle-même, remplie d'une matière grasse, provenant évidemment de quelque ancienne rupture, et de sang altéré. L'épaississement du sac faisait rejeter cette idée, que l'histoire d'il y a dix semaines pouvait avoir été le commencement de cet aggrandissement. Suivant toute probabilité, cette effusion s'était faite quelque temps auparavant, mais, comme cela s'était produit sans douleur, la femme ne l'avait pas remarqué. Le commencement de la douleur correspondait avec l'hémorrhagie, qui s'était produite à l'intérieur du sac, et qui avait causé ces changements plus rapides. Le 13, la malade se plaint un peu du chloroforme. Température : 37,2 ; pouls 68.

Le 14. Pansement ; la blessure a bon aspect ; température : 37,8, pouls 66 et le soir du 15, « on note douleur, mal à la tête et haute température. »

Le 16. Nouveau pansement ; bon aspect ; petit écoulement par le tube à drainage ; l'incision à la peau a été bien réunie ; pas de rougeur autour de la blessure, pas de douleur sur le trajet des lymphatiques ; pas de gonflement des ganglions dans l'aine. La malade, d'ailleurs, n'a pas eu d'autre attaque de douleurs ; la face est très rouge, elle a mal à la tête, la langue est chargée, pas de mal à la gorge. Un rash rosé commence à se montrer sur la face et la poitrine. On ordonne un purgatif a prendre immédiatement. Le soir la température est de 38,4, le pouls de 96 ; il y a eu plusieurs selles, et la femme va mieux.

Durant le 17, la température et le pouls restent encore élevés, et le 18 le rash rosé atteint son maximum de développement. L'urine est épaisse et montée en couleur, mais elle n'est pas examinée chimiquement. Pas de mal a la gorge, pas de gonflement des ganglions cervicaux. T. 38,6. R. 100. Resp. 30. On ordonne une once d'acétate d'ammoniaque répétée 3 fois dans le jour.

Le 19. T. 37,6. Constipation. Prescription : pilules de coloquinte et d'hyoscyamine, a prendre pendant la nuit.

Le 20. Il y a eu des selles abondantes, la blessure s'est rouverte largement ; léger écoulement. Quelques traces douteuses d'albumine dans l'urine, a l'ébullition. Un léger érythème paraît autour de la blessure, mais le rash rosé existe encore sur la poitrine, bien que, par endroits, il ait disparu pour faire place à la desquamation.

Le 22. T. 37,4 ; nourriture ordinaire, la femme étant affamée.

Le 23. Etat normal- et depuis guérison complète.

Le 30 mai la femme rentre à la salle générale, sa plaie étant cicatrisée, et le 3 juin elle quitte l'hôpital.

RIEDINGER, *privat docent*, à Würtzbourg.

OBS. 1. Une jeune fille de 16 ans entre à la clinique chirurgicale et subit, le 5 septembre 1877, l'extirpation d'une lipome de la grosseur de la tête d'un enfant et situé dans la région lombaire.

Déjà le 6 septembre une rougeur intense se manifeste dans la plaie, avec une température de 40º le matin et 41º le soir, pouls : 120.

Le fait de voir la rougeur se propager autour de la plaie même, m'avait d'abord fait penser à un érysipèle, mais le gonflement du cou, l'albumine dans les urines et la desquamation caractéristique mirent la scarlatine hors de doute. La plaie guérit par première intention.

OBS. 2. Une jeune femme avait une plaie au front qui, grâce à un pansement antiseptique, guérit par première intention. Au 4e jour après la blessure, il se produit une pharyngite intense, un gonflement des amygdales; la température monte au-dessus de 40°. Le cinquième jour un exanthème scarlatineux caractéristique apparaît qui persiste longtemps. La maladie fut grave et la desquamation atteignit tout le corps, voire même deux ongles.

OBS. 3. Un jeune médecin se fit une piqûre anatomique et fut atteint d'un phlegmon au membre supérieur gauche. Le 22 mars

1878 je le perçai, et déjà, le 24, il se déclara une scarlatine très nette qui eut un cours grave, avec albumine dans l'urine. Le malade ne se rétablit que très lentement.

Obs. 4. J'observai un fait semblable chez un autre jeune médecin. Piqûre anatomique le 7 mai 1878, phlegmon intense de tout le membre supérieur gauche nécessitant des incisions multiples et des drainages. Le 20 mai la scarlatine se déclare, et, comme dans la première observation, elle part de la plaie. Ici mon diagnostic fut d'abord douteux ; il se déclara de la fièvre en même temps que se produisait la rougeur (la fièvre due au phlegmon avait déjà disparu). Mais quand la jeune sœur du médecin, qui le soignait (et qui avait une petite plaie au doigt) fut atteinte le 29 mai d'une scarlatine bien déclarée, mon diagnostic fut indubitable. Il est à remarquer que la jeune personne n'avait pas quitté la maison depuis un certain temps.

Obs. 5. Une fillette de 3 ans s'écrase presque entièrement la dernière phalange du doigt. Quinze jours après la blessure, qui guérit bien, l'enfant eut la scarlatine, tandis que ses trois frères et sœurs n'en furent pas atteints.

Obs. 6. Un garçon de café de 23 ans, fut opéré d'une hydrocèle par incision, et on lui fit un pansement antiseptique. Six jours après la scarlatine se déclara. La plaie guérit bien.

Obs. 7. Un médecin se blessa à la main avec une épingle en changeant le pansement d'une plaie par brûlures. Il se produisit de l'inflammation au point piqué, avec engorgement des ganglions axillaires, puis des frissons. Trois jours après, se déclara un exanthème scarlatineux à la poitrine, au cou et à l'abdomen. Tous les frères du malade avaient eu autrefois la scarlatine, lui seul en avait été préservé jusqu'alors.

Obs. 8. Un garçon de 15 ans se fit, avec une hâche, une plaie au genou. Le 7 mars 1879 il rentre à l'hôpital ; le 13 il se produit un exanthème, avec gonflement du cou et une température de 40°,3 Les symptômes disparaissent bientôt et la plaie guérit bien. « Je » ne donne pas d'importance à ce cas, ajoute Riedinger, cepen- » dant il est connu que la scarlatine a quelquefois un cours très » rapide et il se peut que ce cas rentre dans cette catégorie. »

Obs. 9. Le 15 janvier (1881), je fis à la clinique chirurgicale de Wurtzbourg, une resection du coude chez une jeune fille de 15 ans, qui était entrée à l'hôpital le 8 janvier, pour une arthrite fongueuse.

Les premiers jours tout alla bien, mais le 19 il se produisit une fièvre intense, suivie d'une angine, et, deux jours après, d'un exanthème très net, surtout au bras opéré. La desquamation se montra le 29, et s'étendit à presque tout le corps. La guérison de la plaie ne se fit pas per primam intentionem, mais se fit bien. Il n'y avait pas alors un cas de scarlatine dans tout le service.

Ces 10 cas, car la 4e observation en comprend 2, ont été publiées dans le Centralblatt für Chirurgie, 1880, n° 3.

H. Treub, chef de clinique à Leyde. Service de clinique chirurgicale du Professeur V. Herson. (Centralblatt für chir., 1880, n° 18.)

Obs. 1. A. R., fillette de 6 ans, admise le 16 novembre 1879, à l'hôpital pour synovite fongueuse du genou ; elle fut traité par la méthode d'extension ; le 5 décembre elle est atteinte d'une scarlatine qui se termine par la mort.

Obs. 2. D. B., 15 ans, admise le 28 avril 1879. En juillet, amputation (par la méthode de Pirogoff) du pied gauche nécessitée par une ostéite du tarse. Il existait encore une légère ulcération au milieu de la cicatrice, au point où une partie du lambeau était devenue gangréneuse, quand la jeune fille fut atteinte de scarlatine, le 8 novembre 1879 ; celle-ci se termina par la guérison.

Obs. 3. G. N., 17 ans, entrée le 3 septembre 1879 pour genu valgum. On essaya en vain la méthode de redressement de Delore. On ne tenta pas d'opération, en considération des deux cas précités de scarlatine. Au 22 novembre apparition de la scarlatine ; mort.

Obs. 4. M. E. W., 2 ans. Entré à l'hôpital le 19 novembre 1879 pour pseudarthrose du tibia et du péroné après fracture. On n'avait pas encore installé de traitement quand le 24 novembre l'enfant prend la fièvre scarlatine ; guérison.

Obs. J. V. D., jeune garçon de 4 ans, s'était assis, un an auparavant dans un vase rempli d'eau bouillante.

La plaie s'était cicatrisée lentement (en l'espace de six mois) ; la défécation s'opérait avec difficulté : on soignait l'enfant continuellement à causes de ses selles liquides. Dans les derniers temps les fèces partaient presque continuellement.

Etat actuel au 17 novembre 1879. Tout le périnée, la partie médiane des 2 testicules et la partie postérieure du scrotum, au lieu d'une peau normale, montrent un tissu cicatriciel particulier, brillant, à lignes rayonnantes sur la périphérie. La face interne de la partie supérieure des deux cuisses est marquée de cicatrices, et réunie au scrotum de telle façon que les jambes ne peuvent être éloignées l'une de l'autre que d'un angle de 45°. Le bulbe de l'urèthre ne peut être perçu au contact. Sur le parcours de l'ancien raphé périnéal, à 2 centimètres de la ligne de jonction des ischions, se trouve une petite ouverture par laquelle sortent presque continuellement des excréments de consistance claire, de couleur jaunâtre, ouverture qui ne permet pas l'introduction d'une sonde épaisse. La pression du doigt, dirigé de l'os coccyx vers le scrotum, active ce flux. Une sonde introduite dans l'ouverture, conduit horizontalement en arrière. Ventre ballonné mais mou ; veines de la paroi abdominale dilatées.

Le 18. Sur une sonde creuse, le tissu cicatriciel est divisé sur la ligne médiane, en partant de l'ouverture et en se dirigeant en arrière. La partie intérieure est revêtue partout d'une muqueuse, et forme, à la place normale, par la réunion de la peau et de la muqueuse, une ouverture anale ; la partie périnéale de la plaie est close par des points de suture. Après s'être assuré qu'un cathéter n° 30 peut facilement être introduit dans le rectum, le malade est couché, et la plaie recouverte de compresses d'eau glacée. Dès le soir, on constate que les fèces ne passent pas seulement par l'anus, mais aussi entre les points de suture du périnée.

Le 19. Presque toutes les sutures du périnée se sont coupées ; les bords de la plaie sont brillants ; les fèces ne passent que par la plaie. Probablement, les points de suture se sont relachés au bord antérieur de l'anus et ont ainsi permis l'arrivée des fèces dans le cul-de-sac cousu. Les sutures sont enlevées, et la plaie est maintenue propre par des irrigations répétées.

Le 25. Le malade est transporté dans un service médical, par suite d'une scarlatine intercurrente dont il meurt.

L'autopsie ne donne pas d'autre explication, pour le passage des fèces, que celle qui est reproduite ci-dessus.

H. Cameron (extrait du Glascow medical Journal, 11 février 1881). Sur quelques complications médicales dans la pratique de la chirurgie.

Obs. I. — Le 19 novembre dernier (1879), je suis appelé par le Dr Wood Smith pour ouvrir un abcès au voisinage du genou chez un jeune gentilhomme que l'on disait atteint de fièvre scarlatine. Il s'était frappé la bourse rotulienne en jouant à un match de ballon à Edimbourg, peu de temps auparavant. En retournant à sa maison il devint souffrant, et sa douleur fut rapidement suivie de l'apparition d'une éruption bien marquée de fièvre scarlatine, avec mal à la gorge. En même temps, la bourse s'enflammait, suppurait, et, s'étalant sous la peau, comme cela arrive si souvent, donnait lieu à un large abcès occupant les faces antérieure et externe du genou. J'ouvris et pansai l'abcès par la méthode antiseptique, et visitai le blessé presque tous les jours avec le Dr Wood Smith, jusqu'au 4 décembre.

Obs. II. — Ce jour-là, je réséquai le coude à un enfant, âgé de 3 ou 4 ans, dans un des faubourgs de Glasgow, faisant mon opération avant d'aller rendre visite au malade atteint de fièvre scarlatine et qui était, en ce moment, en convalescence et en abondante desquamation.

Le 5 décembre. Ce petit enfant vomit beaucoup, a une grande fièvre, et à la nuit (ou environ trente heures après l'oppération), sa mère remarque un rash rouge sur sa peau.

Le 6. Lorsque je le vois avec son médecin ordinaire, il est couvert d'un rash de fièvre scarlatine bien net et il a mal à la gorge. Il se rétablit bien de cette attaque de fièvre scarlatine et desquame abondamment. Son médecin, qui avait administré le chloroforme pendant l'opération, sans toucher le moins du monde à la blessure, soignait en ce moment-là des cas de fièvre scarlatine.

Le chirurgien qui m'assistait et qui nécessairement toucha à la

blessure, était certain de n'avoir été en contact avec aucun cas de
cette maladie.

Obs. III. — Le 29 décembre, un jeune homme âgé de 17 ans,
fils de cultivateur, est admis à l'infirmerie. Sa main droite a été
broyée en travaillant dans un moulin, et, en conséquence, tous le
doigts, sauf le petit, et les parties molles qui recouvrent le méta-
carpe, étaient gravement déchirés. Je panse la main et j'enlève
quelques parties mutilées sans retour.

Le 30, au matin. Il était silencieux et affaissé, et cependant ses
blessures avaient encore bon aspect. Elles étaient sans trace aucune de septicité; pas de gonflement; lui-même ne se plaignait
d'aucune douleur. Dans l'après-midi du même jour, il a le délire,
la température axillaire est de 39°4 ; il urine involontairement dans
son lit et le soir (moins de trente heures après l'opération), il avait
un rash cramoisi sur le thorax et la partie interne des bras.

Le matin suivant, le rash avait pâli sur ce point, mais s'était
étendu sur les bras et se montrait également sur les jambes. Il avait
mal à la gorge, sa langue était chargée ; il vomissait, et sa tranquil-
lité était celle d'un homme en proie à une fièvre élevée. Je conclus
que j'avais encore affaire ici à un cas de fièvre scarlatine. Dans
l'après-midi, il fut examiné par mon ami le Dr Russell, officier
médical des décès de la ville, qui corrobora mon opinion, et nous
éloignâmes le blessé à l'hôpital des fiévreux du Belvédère. J'ai appris que ce cas poursuivit un cours typique, avec desquamation
abondante, et, finalement, il y eut retour complet à la santé. En ce
qui concerne la supposition que j'aurais moi-même infecté ce jeune
homme, je raconterai simplement les faits que j'ai appris, depuis,
à ce sujet.

C'est dans l'après-midi du 29 décembre que je l'ai vu pour la
première fois, et que j'ai pansé sa main. Cette dernière avait été
déjà temporairement pansée par son médecin ordinaire, dans son
pays. J'avais vu, pour la dernière fois, les deux cas de fièvre scarlatine de ma pratique privée, dont j'ai déjà fait mention, respective-
ment le 14 décembre (résection du coude) et le 27 décembre (abcès
de la bourse rotulienne) ; j'écrivis au médecin du pays, qui avait vu
et pansé la blessure lorsque l'accident était arrivé, pour m'assurer
si l'on pouvait trouver, à ce moment, quelque source d'infection;
il me répondit : « J'ai fait une enquête et n'ai pu trouver de cas de

fièvre scarlatine qu'à déux milles de la demeure du malade, bien que cette fièvre règne actuellement dans notre paroisse et dans notre propre clientèle. Je n'avais pas visité de cas de fièvre scarlatine ni le dimanche, ni le lundi (c'est le jour de l'accident et le jour d'avant), et comme il n'y a pas d'autres moyens apparents de contagion, je puis difficilement formuler une opinion sur la cause de cette attaque. »

Observation (Personnelle).

Pons (Joseph), 21 ans, 2ᵉ cannonnier au 19ᵉ d'artillerie à Nîmes.

Le 13 août 1882, il a un phlegmon de l'avant-bras gauche, suite de piqûre au doigt, pour lequel il reste à l'infirmerie régimentaire ; le 19, le médecin-major lui fait une incision de 5 centimètres de long, à la région moyenne sur la face interne du cubitus et le 20 il entre à l'Hôtel-Dieu de Nîmes, salle St-Joseph nº 11, service de M. Plaindoux.

Le 23, apparition d'un rash scarlatiniforme autour de l'incision non encore cicatrisée et donnant un peu de pus ; en même temps fièvre élevée (40'2, et léger mal de gorge).

Le 24, l'éruption s'étend à toute la face postérieure et externe de l'avant-bras, ainsi qu'autour du coude, jusqu'à 10 centimètres au-dessous du pli. En même temps le mal à la gorge s'aggrave.

Le 25, parotide droite commençante.

Le 27, le rash est à son maximum d'intensité ; il a une couleur éclatante, teinte de sinapisme; la cicatrisation de la plaie est à peu près complète.

Le 28, le rash pâlit un peu, le mal à la gorge augmente, le malade se plaint d'une gêne considérable causée par le gonflement croissant de la parotide droite.

Le 29, le rash a une teinte rouge vineuse; rien dans les urines, la parotide gauche est prise à son tour ; rien aux testicules (on avait observé précédemment 2 ou 3 cas d'oreillons).

Le 30, l'éruption diminue d'intensité ; on observe toutefois des plaques nouvelles sur la partie antérieure du coude et un commencement d'angioleucite assez accusée sur le trajet de la veine basilique, dans une étendue de 15 centimètres environ. En même temps une plaque très vive, large comme la paume de la main, se montre sur la clavicule gauche. Elle disparaît presque subitement le 31.

1er septembre. Effacement du rash ; à la partie moyenne de l'avant-bras quelques plaques livides, isolées, de peu d'étendue persistent encore au-dessous du pli du coude. Tout pâlit. Rien aux testicules, mais la parotide droite est énormément gonflée et commence à se ramollir ; la gauche est indurée.

Le 2. En pressant sur le bord inférieur du lobule, sous le tragus de l'oreille droite, on fait sortir du pus par le conduit auditif, en assez grande quantité. Le rash a presque disparu, sauf une tache près du poignet, une autre autour de la cicatrice et une autre sur le trajet de la basilique.

Le 3. Cicatrisation parfaite ; plus de rash ; suppuration abondante de l'oreille et ouverture de l'abcès vers l'angle de la mâchoire.

Le 5. Traces d'albumine dans les urines. Légère desquamation sous la clavicule gauche et en arrière du coude.

Depuis, l'albumine est allée en augmentant de quantité ; elle a persisté jusque vers le 20 ; le malade s'est rétabli peu à peu ; la parotidite droite avait cessé de suppurer vers le 25 ; la gauche n'a jamais dépassé la période d'induration.

Le malade a quitté l'hôpital le 2 octobre avec un congé de convalescence d'un mois.

On n'a pu trouver de source d'infection dans ce cas ; la maladie n'a été communiquée à personne. Ajoutons que cette scarlatine s'est produite pendant une épidémie de fièvre typhoïde grave.

STIRLING (St-Georges Hospital Reports, 1879). — Observation 39 de son tableau.

T. G.., enfant de 6 ans, bien nourri, mais d'aspect délicat, avec des joues peu belles et peu roses, fut admis le 22 janvier 1879, pour une exostose (dont la forme et la dimension étaient celles de la moitié d'une grosse noix), placée sur l'extrémité inférieure du tibia gauche. Cette tumeur avait grossi pendant deux ans, et maintenant le faisait souffrir pendant la marche, et boiter au point qu'il fut décidé, après consultation, qu'on la lui enlèverait.

Comme le cas donnait amplement matière à un examen, l'opération fut différée de quelques jours. L'enfant, durant ce temps alla rendre visite aux Champs de l'Ecole de Droit de Lincoln, où avait lieu alors l'examen du Collège de Chirurgie.

Le 30 janvier, huit jours après l'admission, l'exostose fut aisément enlevée avec les précautions antiseptiques les plus sévères, le malade étant, selon toute apparence, en excellente santé et disposition d'esprit. Le soir du même jour, il paraissait aller bien, être à son aise, avec une température et un pouls parfaitement normaux. Il en était de même le matin suivant, bien que le soir la température soit remontée à 38°,4. Le matin après, le second jour après l'opération, il avait une fièvre élevée, la face rouge, une haute température (40°), un pouls rapide (156), et une respiration peu profonde mais accélérée, (56 à la minute). Tout le corps et les membres étaient couverts d'un rash vif, rouge, ponctiforme, disparaissant à la pression, non saillant et non perceptible au toucher. La langue est couverte d'un enduit blanc-jaunâtre, les papilles rouges et saillantes sur les bords et à la pointe. Il se plaint un peu de sa gorge, à l'examen, le pilier et le voile du palais paraissent rouges et congestionnés. En un mot, pour un de nos collègues et pour moi, l'enfant nous paraît avoir indubitablement, tous les symptômes d'une fièvre scarlatine ; aussi on le transporte dans une chambre isolée. Lorsqu'on panse la blessure, avec les procédés antiseptiques comme auparavant, les bords sont quelque peu gonflés, mais il n'y a aucun indice de suppuration : le rash n'est pas plus distinct autour de la blessure qu'ailleurs. Remarquons que les parents nous apprirent qu'il y avait eu des cas de rougeole et de varioloïde, mais pas de scarlatine ; qu'ils n'avaient pas eu connaissance de l'existence de cette maladie dans leur voisinage ; et qu'à leur connaissance, l'enfant n'avait pas été exposé à s'infecter.

Le jour suivant, 2 février, le rash devint plus sombre, mais dans ses autres aspects il conserva la même situation.

Le 3, les symptômes de cette scarlatine présumée restent les mêmes, mais il y a en plus une plaque érythémateuse, uniformément brillante, longue d'environ 4 pouces (20 centimètres), sur le dos du poignet gauche, et qui ne disparaît pas volontiers sous une forte pression.

Le 4, les symptômes semblent plus favorables, quoique le rash soit encore aussi accusé qu'auparavant ; mais, pour la première fois, l'enfant se plaint de douleurs dans la blessure, et il y a, en outre, une hyperesthésie cutanée extrême sur tout le corps, au point que le petit malade crie de douleur au plus petit contact des doigts sur la peau.

Le 5, pour la première fois on trouve des traces d'albumine, dans les urines, celles-ci étant également chargées. La même situation se maintient à peu près, avec de légères variations, jusqu'au 7 février; ce jour-là on trouve les deux coudes rouges, gonflés et douloureux. La main et l'avant-bras droit sont aussi gonflés et œdémateux, pendant que le gonflement et la rougeur, auparavant notés sur le poignet gauche, ont disparu. Les deux articulations du genou sont douloureuses, mais non gonflées, et, le jour suivant, une plaque d'un pourpre foncé, irrégulière, légèrement élevée, se montre sur le cou-de-pied gauche, avec l'aspect d'une gangrène commençante ; le genou gauche est gonflé et l'œdème envahit le mollet, et le cou-de-pied du même côté.

Pendant ce temps, la blessure devient très sale et dégoûtante, ses bords profondement échancrés, et il s'en écoule abondamment un pus fétide.

Le 9, l'enfant déclinait évidemment avec rapidité ; les gonflements sus-mentionnés avaient augmenté, les ganglions inguinaux étaient engorgés des deux côtés. Le rash généralisé est encore visible, bien que moins manifeste qu'auparavant; la desquamation commence, abondante sur la face et la poitrine. La mort arrive dans l'après-midi.

A l'examen, post mortem, on trouve un liquide purulent dans les deux genoux et dans les deux poignets ; les synoviales sont rouges et vascularisées. Dans les deux reins, divers points de congestion, dont l'un, près de la surface, s'est même converti en sclérose. Neuf veines, examinées, contenaient un coagulum; mais celles des deux aines étaient gonflées, au point d'avoir près de trois fois leur calibre normal.

CONCLUSIONS.

1° Après des opérations sans gravité, des chirurgiens ont vu apparaître des complications de début grave et inquiétant qui ne sont autres que la scarlatine.

2° Cette scarlatine est due à une contagion directe, antérieure, dans la plupart des cas, au traumatisme.

3° Sa préférence marquée pour l'enfance s'explique par le peu de gravité de l'affection chirurgicale qui, n'exigeant pas de confinement préalable au lit, rend ainsi possible la contagion, antérieurement au trauma opératoire.

4° La rareté de la variole et de la rougeole, dans les mêmes circonstances, a pour cause : *a*, pour la variole, la persistance, durant tout le jeune âge, de l'action préservatrice du vaccin ; *b*, pour la rougeole, l'isolement pratiqué le plus souvent par les parents eux-mêmes, dès le début de cette maladie, de contagiosité bien connue, à formes anormales peu nombreuses, et dont la diagnose est presque du domaine public.

5° Il n'existe aucune relation de cause à effet entre le traumatisme et la fièvre éruptive : il n'y a qu'une simple coïncidence entre ces deux états pathologiques.

6° Le mode de contagion est des plus divers et ne peut toujours être précisé ; dans ce dernier cas, il faut le plus souvent incriminer comme sources d'infection des scarlatines frustes méconnues, et qui ont été en rapport avec les malades.

7° Cette scarlatine a tous les caractères d'une scarlatine ordinaire, malgré quelques variations légères dans la symptomatologie; il n'y a donc pas lieu d'admettre l'existence d'une scarlatine post-opératoire.

8° Son influence sur la marche des plaies est toujours mauvaise, en retarde la cicatrisation, et parfois même favorise la septicémie.

Paris. — A, PARENT, imprimeur de la Faculté de médecine, rue Monsieur-le-Prince, 31.
A. DAVY, successeur.

www.ingramcontent.com/pod-product-compliance
Ingram Content Group UK Ltd.
Pitfield, Milton Keynes, MK11 3LW, UK
UKHW022311120726
13694UKWH00004B/1377